顔面骨への手術アプローチ

Surgical Approaches to the Facial Skeleton
THIRD EDITION
Edward Ellis III, Michael F. Zide

● 監訳

下郷　和雄　愛知学院大学歯学部顎顔面外科学講座 前主任教授／
　　　　　　一宮市立市民病院顎顔面外科コンサルタント

● 訳者（翻訳順）

下郷　和雄　愛知学院大学歯学部顎顔面外科学講座 前主任教授／
　　　　　　一宮市立市民病院顎顔面外科コンサルタント

宮脇　剛司　東京慈恵会医科大学医学部形成外科学講座 主任教授

積山　真也　東京慈恵会医科大学医学部形成外科学講座 助教

近藤　壽郎　鶴見大学歯学部歯科医学教育学講座 客員教授

小川　徹也　愛知医科大学医学部耳鼻咽喉科学講座 特任教授

西村　邦宏　西村耳鼻咽喉科・皮ふ科 院長

医学書院

著者

Edward Ellis III, DDS, MS
Professor, Oral and Maxillofacial Surgery
Director of Residency Training
The University of Texas Southwestern Medical Center and
Chief of Oral and Maxillofacial Surgery
Parkland Memorial Hospital
Dallas, Texas

Michael F. Zide, DMD
Associate Director, Oral and Maxillofacial Surgery
John Peter Smith Hospital
Fort Worth, Texas

免責事項

本書には，薬の正確な指示，副作用および投与スケジュールが提供されている場合がありますが，これらは変更する可能性があります．読者は，記載されている薬についてメーカーのパッケージ情報データを確認することが強く求められます．著者，編集者，監訳者，訳者，出版社，販売業者は本書の情報の適用によって生じた過失や不作為，またはいかなる結果に対しても責任を負うことはなく，本書の内容に関しては，明示あるいは黙示を問わず，一切の保証をいたしません．著者，編集者，監訳者，訳者，出版社，販売業者は本書に起因する対人または対物の傷害および損害について，一切責任を負いません．

This is a translation of the original English language edition
"Surgical Approaches to the Facial Skeleton", Third edition
by Edward Ellis III / Michael F. Zide
surgical videos by Eric W. Wang / Jenny Y. Yu
Copyright © 2018 Wolters Kluwer
© First Japanese edition 2019 by Igaku-Shoin Ltd., Tokyo
Published by arrangement with Wolters Kluwer Health Inc., USA.

Printed and bound in Japan

Wolters Kluwer Health did not participate in the translation of this title and therefore it does not take any responsibility for the inaccuracy or errors of this translation.

顔面骨への手術アプローチ

発　行	2019年10月15日　第1版第1刷 2021年11月15日　第1版第2刷
監訳者	下郷和雄（しもごとかずお）
発行者	株式会社　医学書院 代表取締役　金原　俊 〒113-8719　東京都文京区本郷1-28-23 電話　03-3817-5600（社内案内）
印刷・製本	永和印刷

本書の複製権・翻訳権・上映権・譲渡権・貸与権・公衆送信権（送信可能化権を含む）は株式会社医学書院が保有します．

ISBN978-4-260-03951-2

本書を無断で複製する行為（複写，スキャン，デジタルデータ化など）は，「私的使用のための複製」など著作権法上の限られた例外を除き禁じられています．大学，病院，診療所，企業などにおいて，業務上使用する目的（診療，研究活動を含む）で上記の行為を行うことは，その使用範囲が内部的であっても，私的使用には該当せず，違法です．また私的使用に該当する場合であっても，代行業者等の第三者に依頼して上記の行為を行うことは違法となります．

JCOPY　〈出版者著作権管理機構　委託出版物〉
本書の無断複製は著作権法上での例外を除き禁じられています．複製される場合は，そのつど事前に，出版者著作権管理機構（電話　03-5244-5088，FAX 03-5244-5089，info@jcopy.or.jp）の許諾を得てください．

種を蒔けばきっと育つ。

私を指導してくれることによって，
期せずして本書の誕生に力を貸して下さった方々がある。
その方々は私のお師匠であり，友人でもある。
この特別な皆様に本書を捧げ，深く感謝申し上げる：

Robert Bruce
Amir El-Attar
W. James Gallo
James Hayward
Kazumas Kaya
Khursheed Moos
Timothy Pickens
Gilbert Small
George Upton
Al Weiss

EDWARD ELLIS III

永遠の友情と助言に感謝の意を捧げます：
Doug Sinn, DDS，Jack Kent, DDS，および Robert V. Walker, DDS

今も共に歩んでくれる妻 Riki に感謝します。

MICHAEL F. ZIDE

日本語版の序

　従来から外科手術には大きく二つの局面があると捉えられている．手術部位に到る過程－手術アプローチ－と，主たる病変の取り扱いの二つである．

　本書の読者が主に関与する頭蓋顎顔面部は，その血流の豊富さと神経支配の緻密さ，自覚できる機能の多様さの点で，その他の部位とは趣を異にしていると言えよう．極論すればこの部位は，手術対象部位での操作が"細かい"ばかりでなく，そこに到る経路もかなり考慮が必要で"ややこしい"．

　本書（原書『Surgical Approaches to the Facial Skeleton, 3rd edition』）の代表著者のEdward Ellis Ⅲ 教授自身が書いているように，この"経路"に主点を置いて書かれた指南書は決して多くない．むしろ顔面骨をどのように理論的合理的に扱うかについて書かれたものが多く上梓され，ここ数十年の顎顔面外科の発展を支えてきたと言える．一方で，"軟組織の扱い"に関する記載が相対的に少なくなってきていたように感じられる．

　顎顔面外科の分野では，この経路を扱う技術/センスと骨を扱う技術/センスとは全く異なるが，その両方の技術をともに習得する必要がある．本書では手術解剖を基本に置いてplane surgeryの感覚を明確に持ちながら，アプローチのそれぞれの段階でsharp dissection, scissors dissection, blunt dissectionのどの方法が望ましいかも分けて記載している．また，従来から重要視されてきた軟組織の取り扱いを，図と解剖標本，実際の臨床手術写真を見事に組み合わせて，理解しやすく記載した良書である．

　この結果，1995年の初版刊行以来，本書は米国で頭蓋顎顔面外科を修めるレジデントに教科書的に受け入れられ続けて第3版を迎えた．一冊本でありながら広く頭蓋顎顔面領域を網羅したうえで，具体的かつ明快に記述されており，日本でも頭蓋顎顔面外科領域を学ぶ初心者から専門医を取得しようとする中堅の医師/歯科医師に大いに役立つ，比較的手軽な本だと言える．さらに本書の，ときに難解な英文をわかりやすい日本語にして紹介することにも意義があると考えて，訳書を出版することにした．

　著者のEllis教授は頭蓋顎顔面骨外科のイノベーションを主導したスタディグループの主要なメンバーであり，親日家で知られる．遅ればせながら日本語版を出すことについて直接相談して快諾を得，関連の分野の熟練の先生方の手助けをいただき，いずれ劣らぬ読みやすい和訳をいただくことができた．必ずや各分野で研鑽中の諸氏の参考になるものと確信している．

　出版にあたって，『AO法骨折治療 頭蓋顎顔面骨の内固定』（医学書院，2017）も含め顎顔面外科領域の専門書での経験豊かな編集者である飯村祐二氏の尽力と，医学書院のこの領域の医学教育に対する理解に感謝したい．

極端な気象を印象づけた令和元年の夏の終わりに

訳者を代表して　下郷和雄

序

　顔面骨格を露出しなければならないときは多い。顔面骨折の治療，副鼻腔疾患の治療，審美目的でのオンレイ骨移植や顔面輪郭修正手術，計画的な顎顔面骨切り術，眼球内陥などの外傷後変形の二次修正手術，骨内インプラントの埋入手術，再建手術その他でも顔面骨格へのアプローチが必要になる。目的とする骨格1か所に対して多くの到達経路を取りうる中で，実際に使われる手術経路は術者が研修で得た内容，経験，好みによって選択される。本書にはそれぞれのアプローチの長所と短所を列挙してあるが，ある特定のアプローチが他のものよりよいと推奨しているわけではない。"すべての道はローマに続く"という古い諺のように，どの経路を選んでも目的には到達できるが，手術で顔面骨格にアプローチする際に一般的に用いられる解剖学的・技術的な側面を詳しく記述することを本書の目的とした。意図的に提示しなかったアプローチもあるが，それらの多くはあまり用いられていないか，ごく単純な手技でわざわざ記述するほどではないものである。とはいえ，術者がどんな骨格手術を行うにしても，本書で示したアプローチですべての顔面骨格へのアクセスが可能である。

　われわれは本書『顔面骨への手術アプローチ』を，同様のテーマの他の本とは異なるコンセプトを持って上梓した。顔面骨への手術アプローチに関する本はほとんどの場合，対象とする手術ごとに記載している。例を引けば，顔面骨折に関する本では，通常ある1つの顔面"骨折"に対する手術アプローチを記載している。しかし，その部位への到達経路に関してはあまり記述されていないか，逆にごく詳細に初心者向けに記述されているか，どちらかのものが多い。そのため，読後に「この術者は皮膚面からどんなふうにして骨格のその場所に到達したのか？」という疑問が残ることが少なくない。こんな中にあって本書では，顔面骨格に対する手術適応に関する論議を避けて，この記述に従っていけば初心者でも安全に顔面骨格にアクセスできるように段階的に詳細に記述することにした。

　本書は，読者が局所解剖，特に骨学に関するある程度の基本的知識と理解を持っていることを前提としてはいるが，特に興味深い解剖学的構造については，各手術アプローチそれぞれに関連して記述してある。また，読者が軟組織を注意深く取り扱う技術を獲得していることも前提としている。本書では手術経路ごとに切開，開創，組織の取り扱いに有用だと思う器具を推奨しているが，他にも適切な器具はある。さらに，読者が顔面軟部組織閉創に習熟していることを前提としている。通常の皮膚縫合と異なるところがない場合は，本書であらためて取り上げることはしない。

　本書の初版を1995年に出版したときに，一部の専門分野の外科医によく受け入れられた。多くの口腔顎顔面外科医，形成外科医，耳鼻咽喉科医が本書をコレクションに加えてくれたし，これらの専門分野の研修医たちには最も好評を博した。

　第3版となる本書は，前の2版と同様に14の章からなり，第1章では手術アプローチに関連した基本原則を記載した。残りの13の章では主に露出したい顔面の領域ごとにセクションに分けて示した。多くの場合，部位ごとに複数のアプローチを示して，術式を選択できるように配慮し，それぞれの長所と短所を示すようにした。

　第3版の大きな変更は，ビデオの追加である。12の主要なアプローチをナレーション付きのCadaver 解剖のビデオで示したのは Dr. Eric Wang と Dr. Jenny Yu である（訳注：日本語版ではビデオは付けていない）。

Edward Ellis III, DDS, MS
Michael F. Zide, DMD

目次

第1部 顔面骨へのアプローチの基本原則　1

1 顔面骨へのアプローチの基本原則　下郷和雄　3

第2部 眼窩周囲の切開　7

2 下眼瞼の経皮切開　下郷和雄　9
3 経結膜アプローチ　下郷和雄　41
4 上眼窩眉毛アプローチ　積山真也，宮脇剛司　67
5 上眼瞼アプローチ　積山真也，宮脇剛司　71

第3部 冠状切開アプローチ　83

6 冠状切開アプローチ　積山真也，宮脇剛司　85

第4部 顔面骨格への経口アプローチ　113

7 上顎へのアプローチ　近藤壽郎　115
8 下顎口腔前庭切開アプローチ　下郷和雄　141

第5部 顔面皮膚切開による下顎へのアプローチ　155

9 顎下部アプローチ……………………………下郷和雄　157
10 下顎後切開アプローチ………………………下郷和雄　173
11 除皺術切開アプローチ………………………下郷和雄　189

第6部 顎関節へのアプローチ　195

12 耳前切開アプローチ…………………………近藤壽郎　197

第7部 鼻骨格への手術アプローチ　219

13 鼻外アプローチ（開放アプローチ）……西村邦宏，小川徹也　221
14 鼻内アプローチ………………………西村邦宏，小川徹也　241

索引…………………………………………………………253

第1部

顔面骨への
アプローチの基本原則

1 顔面骨へのアプローチの基本原則

　骨に関する手術がうまくいくかどうかは，いかに適切に骨格に到達し展開できるかにかかっている。手術対象部位を十分に露出できると，骨の手術は単純になり迅速にもなる。整形外科での四肢骨格（軸骨格）の手術の場合の原則は，直下の骨に向かってできるだけ最短の経路を選択することである。したがって切開は通常，手術対象領域のすぐ近くに置き，主要な神経・血管は牽引して術野から外す。この場合審美性はあまり考慮しないので，整形外科医は余裕を持って切開の位置，方向，長さを決めることができる。

　しかし，顔面骨格の手術には一般的な整形外科手術とは大きく異なる点がある。それは切開位置を決める第1の要因は手術の利便性ではなく，顔の審美性だということである。顔は他人からしっかり見え，目立つ傷跡は整容的に問題となる変形を生じさせて，手術適応となった原因と同じくらい患者本人を悩ませる可能性がある。ほとんどの社会集団で顔の外見の重要性を認めていることからすると，整容的な配慮は絶対的な意義を持つ。したがって，本書に記載したように，顔への切開はすべて，手術対象の骨格から遠く離れていようとも，目立たない位置に置かなければならない。例えば口腔内切開を用いれば，瘢痕を全く隠して顔面骨格の大部分を良好に露出できる。

　顔での切開位置の決定法が身体の他部位と異なる第2の要因は，表情筋とその支配神経（第Ⅶ脳神経；顔面神経）の存在である。皮膚直下にある筋肉に至る顔面神経の枝の経路上に皮膚切開を置くと容易に損傷されうる。これは整容面のみならず機能的にも大きな影響を持つ"麻痺性顔貌"を生じる可能性がある。一例として，閉眼できなくなればすぐに角膜が損傷されて，視力に影響する可能性がある。したがって，顔面骨格を切離するための切開の位置は顔面神経への損傷を最小限にとどめるものでなければならない。この切開には十分な注意が必要で，神経を識別して保護するために電気的な神経刺激装置が必要なことが多い。さらに，顔面の皮膚切開からのアプローチでは表情筋も考慮に入れなければならない。これは，眼窩に到達するのに眼輪筋を横断する場合に特に重要である。閉創操作も表情筋に影響を与えうる。一例としては，上顎の口腔前庭切開の閉創時に鼻周囲筋を適切に復位しておかないと，鼻翼基部が拡大する。

　顔面の切開位置の選択の第3の要因は，そこここで頭蓋骨から出てくる重要な感覚神経の存在である。顔の軟組織の単位面積当たりの感覚入力は他のどの部位よりも多い。この感覚入力を失うと大きな不都合をきたすことがあるので，切開やアプローチでは感覚神経への損傷を避けねばならない。冠状切開アプローチcoronal approachにおける眼窩上部神経の眼窩上孔または切痕からの切離操作はその一例である。

　患者の年齢，個別の解剖学的構造，患者の希望も重要な要因である。加齢によってシワができるので患者の年齢は重要で，そこに切開を置いたり，平行に切開する目安にしたりする。個別の解剖学的特徴によって切開線の設定が容易になったり妨げになったりする。一例としては，裂傷がある場合はそのままあるいは延長して基礎の骨格にアプローチするのもよい。裂傷の位置，方向や深さによって使えるかどうかが決まる。古い傷跡があればそこを直接切開したり，古い瘢痕を切除して骨格へのアプローチに使ったりできる。時には古い傷跡を使えなかったり，それを避けるように切開を置くこともある。毛の分布も切開の位置を決める要素になり

うる。例として，冠状切開アプローチでは患者のヘアライン（髪の生え際）が大きく影響する。切開を見える位置に置くかどうかには人種特性も影響する。既往や人種に伴う，肥厚性瘢痕，ケロイド形成，色素沈着や脱色の発生傾向の差は切開の可否や位置の決定に影響する。

切開の位置についての患者の期待と意思は常に考慮せねばならない。例えば，鼻篩骨眼窩 nasoorbitoethmoid（NOE）骨折のように手術を何度も必要とする患者では局所の経皮アプローチのための皮膚切開は問題にならないかもしれないが，他の患者では切開の位置を非常に気にすることがある。したがって，手術のアプローチ法の選択には，少なくともその一部には患者も関与する。

切開に際する原則

口腔内やヘアラインのはるか後方など，すぐには見えない場所の切開には審美的な問題点はない。しかし，顔面露出部の切開では瘢痕を目立たせないようにするいくつかの基本原則を守らなければならない。これらの原則を以下に概説する。

重要な神経血管束を避ける

解剖学的なリスクのある部位の切開を避けるように考えることは当然ではあるが，顔では二次的な要素である。それより，整容的に許容できる場所に切開を置くことが優先される。術野展開中に遭遇する重要な神経血管構造は回避するか，牽引して避けるかして切離していかねばならない。

必要に応じて切開を延長する

多くの術者が小さい切開を好む傾向がある。骨の十分な露出を得ようとして短い切開部周囲の軟組織を引き伸ばすと，牽引による創縁への損傷が加わって，より長い切開の場合よりも瘢痕がよくないことがある。いい位置に置いた長い切開は，位置のよくない切開や強く牽引しなければならない短い切開よりも目立たないこともある。長い切開も短い切開と同じ早さで治癒する。

有毛部以外では切開は皮膚表面に垂直に置く

特定の領域を除けば，皮膚表面に垂直に切開することで，創縁を層ごとに正確に再接合させられるようになる。皮膚表面に対して直角でない切開は創縁に小壊死を生じやすく，閉創時には創縁の重なり合いが起きやすい。とはいえ，有毛部では毛の方向に合わせて切開して，毛包の横断量をより少なくすべきでもある。斜めの切開は縫合時に創縁が重なりやすいので，より細かく縫合する必要がある。斜めの創縁の壊死を避けるために，皮下縫合をより深く置くほうがよいだろう。

最小皮膚緊張線（皮膚割線）に沿って切開する

皮膚の"張力が最小である線（最小皮膚緊張線）"は皮膚割線とも呼ばれ，機能に対応した皮膚の適応の結果であり，下層にある真皮の弾性にも関係する（図1-1）。表情筋の断続的で慢性的な収縮は，顔面皮膚に陥凹した溝（皺線，シワ）を作る。この溝は年齢とともに，より深く見えやすくなる。一例として，眼窩上の皺線（シワ）や額の横線は額の下部の皮膚に付く前頭筋の収縮の結果としてできる。上眼瞼では，帽状腱膜挙筋の細かい垂直の腱線維の多くが真皮と瞼板に沿って付着し，上眼瞼溝を形成する。下眼瞼にも同様な構造が付くことで細かい水平の線ができ，眼輪筋が円周状に収縮してすぼまることでよりはっきりと見える。

1 顔面骨へのアプローチの基本原則

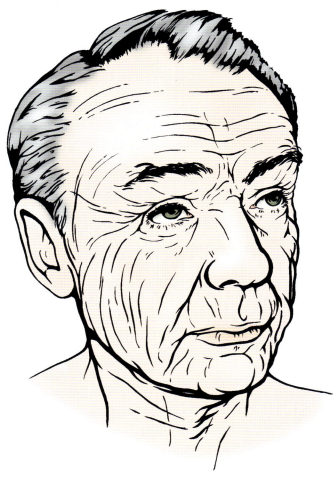

図1-1 高齢者の顔には，皮膚割線（最小皮膚緊張線）が目立つ。この線（溝）に切開を置くと瘢痕がほとんど見えなくなるので好ましい。

切開は皮膚割線内に置くべきである。この線/溝の中かこれに平行に置いた切開は，注意深く縫合すれば目立たなくなる。この溝を横切って切開するとその部分は目立つことが多い。

切開を置くのによいその他の場所

皮膚割線に切開を置けない場合は，開口部（口，鼻，眼瞼など），有毛部または毛で覆える部位，あるいは顔面のエステティックユニット（整容的単位）のような解剖学的区域の接合部に置く。

第2部

眼窩周囲の切開

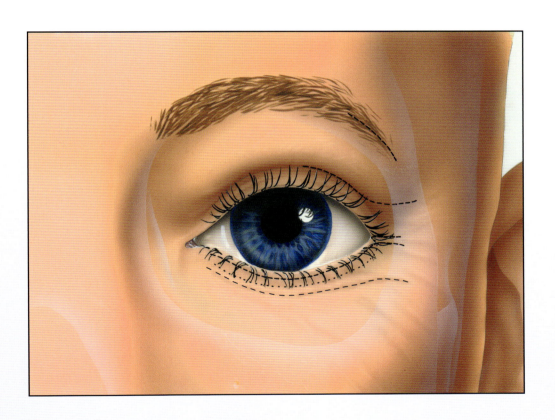

　眼窩の下縁，外側縁，内側縁に到達するには，広く使われている一連の標準的な切開がある。切開の位置が適切であれば，極めて良好なアクセスが得られ術後の障害と瘢痕を最小限にできる。下眼瞼の外表面や結膜側，眉毛外側の皮膚，あるいは上眼瞼の皮膚への切開が最もよく用いられる。このセクションでは，これらの切開について記載する。他にも有用な眼窩周囲の切開がある。2cm以上の裂傷があればここから，時に延長切開して眼窩にアクセスできる。

2 下眼瞼の経皮切開

　下眼瞼の外表の切開から，眼窩下縁，眼窩底，内／外側眼窩縁と内側壁の下側部分にアクセスする優れた経路が得られる。これらのアプローチは下眼瞼の皮膚切開の位置によって様々に呼ばれている（例：眼瞼形成術切開，睫毛下切開，下眼瞼または中下眼瞼切開，瞼板下切開，眼窩下切開）。下眼瞼皮膚の自然なシワと皮膚の薄さが相まって，瘢痕は時間とともに目立たなくなりケロイドを作らない。とはいえ，眼窩下切開の瘢痕はほとんどの場合，ある程度はわかる（図2-1）。

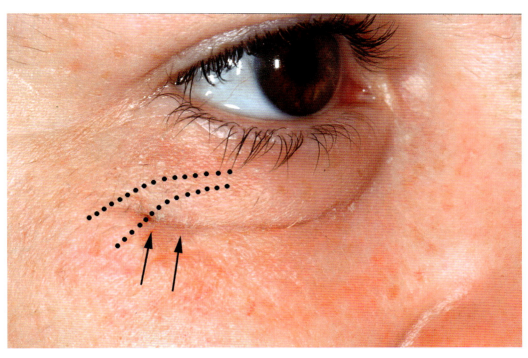

図2-1 眼窩下切開後の整容的に不良な結果。この位置の切開が不良な結果を残す理由は2つ。①切開の外側部では，通常は皮膚割線（点線）を横切り，瘢痕の拡大（矢印）を引きこすこと，②切開が眼瞼の薄い皮膚ではなく，より厚い頬の皮膚にあること，である。

手術解剖

下眼瞼

矢状断で見ると下眼瞼 lower eyelid[1] は少なくとも4つの明確に区分できる層からなっている。皮膚と皮下組織，眼輪筋，瞼板（眼瞼の上部4～5mmのみ）か眼窩隔膜，結膜，である（図2-2）。

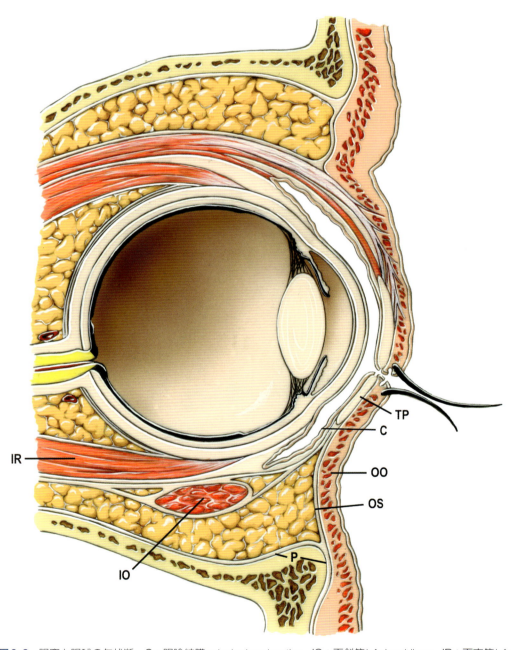

図2-2 眼窩と眼球の矢状断。C：眼瞼結膜 palpebral conjunctiva，IO：下斜筋 inferior oblique，IR：下直筋 inferior rectus，OO：眼輪筋 orbicularis oculi，OS：眼窩隔膜 orbital septum，P：眼窩骨膜 periorbita，TP：瞼板 tarsal plate（tarsus）。

皮膚 皮膚は最外層で，表皮と非常に薄い真皮からなる。眼瞼の皮膚は人体で最も薄く弾性線維に富むため，切離や牽引の際によく伸びる。ここではその下層の筋肉への付着が緩いので，顔の他の大部分とは対照的に，この皮下の緩い結合織内に比較的大量の体液が貯留しうる。皮膚血流は，筋肉からの穿通血管からくる（下記を参照）。

筋 眼瞼の括約筋である眼輪筋 orbicularis oculi は，皮膚の直下に付着している（図2-3）。この筋肉は，（眼）瞼裂を完全に取り囲んでいて眼窩の骨格の表層に広がっており，眼窩部と眼瞼部に分けられる（図2-4）。眼瞼部は，さらに，瞼板前部（瞼板の表層の筋）および隔膜前部（眼窩隔膜の表層の筋）に分けられる。眼輪筋の眼瞼部は非常に薄く，瞼板前部と隔膜前部の移行部において特に薄い。眼輪筋の眼窩部の内側部は眼窩内側縁の骨と内眼角靱帯から起始する。筋線維の周辺部は同心円状に眼窩縁を越えて眼瞼に広がり，中心側はほぼ完全な輪を形成する。下眼瞼では，眼窩部は眼窩下縁を越えて頬に延びて，上唇挙筋 levator labii superioris と上唇鼻翼挙筋 levator labii superioris alaeque nasi の付着部を覆う。眼輪筋の眼窩部は，眼を強く閉じる役割を担う。

眼輪筋の隔膜前部は，内眼角靱帯と涙嚢隔膜 lacrimal diaphragm から起始し，半楕円状の上下一対になって眼瞼を通って外眼角靱帯に合流する。上下の瞼板前筋は，外側眼窩結節まで約7 mm延びている外眼角靱帯に線維を送る。内側では合流して内眼角靱帯を形成し，内側眼窩縁，前涙嚢稜，鼻骨に付着する。眼輪筋眼瞼部は筋力を要しない"まばたき"のような閉眼運動と，下眼瞼が眼球に接触しているように作用する。

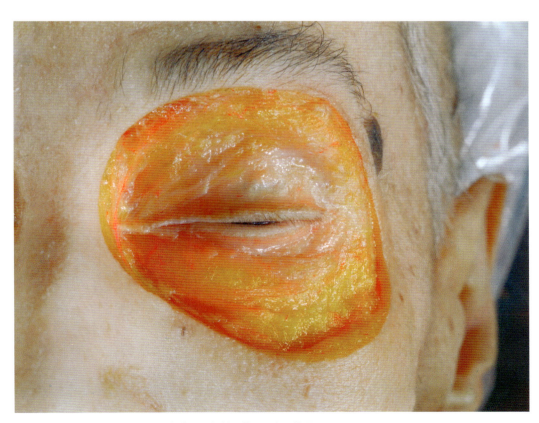

図2-3　眼輪筋筋線維の剖出。高齢者では極端に薄いことに注目。

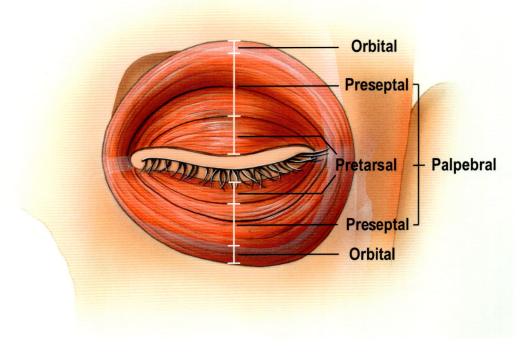

図2-4　眼輪筋の眼窩部 orbital part と眼瞼部 palpebral part。眼瞼部は、瞼板前部 pretarsal part と隔膜前部 preseptal part に分けられる。

　眼輪筋は外側から内面に入る顔面神経の枝に支配される。眼輪筋への血流は眼動脈の深部で分岐した顔面動脈への交通枝からくる。瞼板と瞼板前筋との間を斜走する眼瞼動脈弓から筋実質、眼窩隔膜、瞼板を貫く枝が出る。

眼窩隔膜/瞼板　眼窩隔膜 orbital septum は、眼窩内容と顔面表層を分ける筋膜の隔壁である（図2-4, 2-5）。通常は内側より側方でより密度が高いが、厚さには個人差があり、経齢的に脆弱化するにつれ眼窩脂肪が顔面に膨らみ出るようになる。眼窩隔膜は顔面と眼窩の骨の骨膜が延長した筋膜である。これは眼窩縁のほとんど全範囲から起こる。しかし、外側と下外側でのみは、眼窩縁を外側へ1～2mm越えた骨膜から出る。したがって、眼窩縁の外側と下外側では骨膜を切開するときに眼窩隔膜を切らないように眼窩縁より数mm外周側を切離する必要がある。

　下眼瞼の眼窩隔膜は下瞼板 inferior tarsus の下縁に付着する。下瞼板はやや薄く柔軟な線維軟骨構造で、下眼瞼に支持と形態を与える（図2-6）。下眼瞼の自由縁（瞼縁）に隣接している瞼板の縁は瞼裂に平行であるのに対し、深い側（下方）の縁は彎曲していくぶん半月状になっている。もちろん、眼球の外面に適合するように彎曲している。下瞼板の幅は約4～5mmで、上瞼板 superior tarsus の幅（約10mm）の約半分である。下眼瞼の線維軟骨の層の間に挟み込まれた瞼板腺 tarsal glands（Meibom腺）は、上眼瞼のものよりも小さく、睫毛の毛根の近くの瞼縁に分泌管を出す。睫毛を支える毛根は瞼板に付く線維組織に付着し、瞼板の前方に接する眼輪筋とは関連しない。側方では瞼板は線維束になり、上眼瞼からの同じ構造と合体して外眼角靱帯を形成する。瞼板は内方でも線維状になり、下涙小管を後ろに保護するようにその前を経過して内眼角靱帯になる。

2 下眼瞼の経皮切開

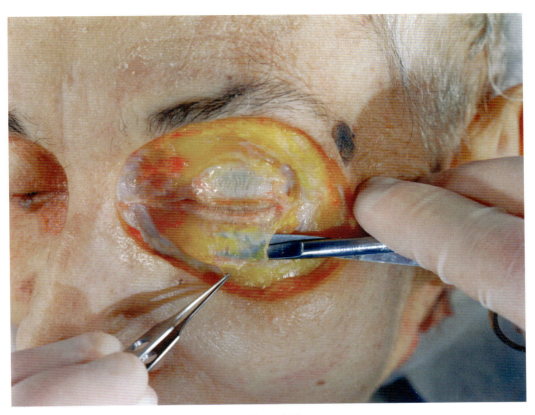

図2-5　下眼瞼の眼窩隔膜の切離。高齢者でのこの薄さに注目。

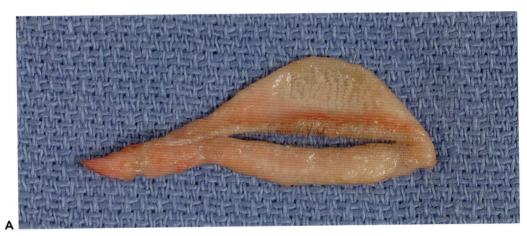

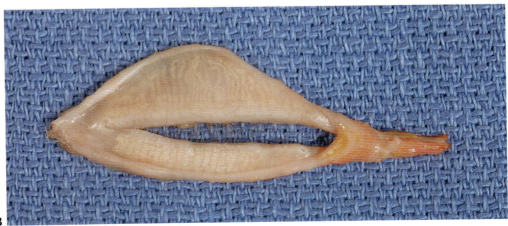

図2-6　A：瞼板の前面と眼角靱帯（左眼）。上・下の瞼板の大きさの違いに注意。B：瞼板の内面と眼角靱帯（左眼）。薄い結膜を透かして垂直に配列した瞼板腺（Meibom腺）が見える。

瞼板の中には，瞼板腺あるいはMeibom腺と呼ばれる大きな脂腺が埋め込まれていて，瞼縁に沿って分泌管が見える。睫毛と瞼板腺の開口部との間に時にみられる灰色がかった線（gray line）または浅い溝は，眼瞼の2つの基本構造である，"皮膚・筋肉"の側と"結膜・瞼板（瞼板腺が詰まっている）"の側，の接合部である。この接合部で前後に分割すると最小限の瘢痕で眼瞼を分割できる。

眼瞼結膜 眼瞼の内面を覆う結膜は眼瞼結膜 palpebral conjunctiva という（図2-2）。これは瞼板にしっかり接着し，下方に延びて下結膜円蓋 inferior conjunctival fornix に向かうにつれて結合が緩くなる。下結膜円蓋からは眼球上に広がって眼球結膜 bulbar conjunctiva になる。

外眼角靱帯

外眼角靱帯 lateral canthal tendon は時に外眼角腱，外眼角縫線とも呼ばれるように，瞼板の線維性の続きであって，外側方向へ眼窩外側縁に向かう（図2-7）。内眼角靱帯と同様に，外眼角靱帯には浅層と深層がある。靱帯複合体の基本は"Y"字型で，上下の瞼板の外側角に付いている（図2-8）。瞼板とその表層部から延びて分かれた2つの部分は眼輪筋の直下を側方に延びるか混合する。これはさらに側方へ延びて外側眼窩縁の骨膜とそれに続く側頭筋膜に入る。外眼角靱帯の浅層部（前束）は眼窩外側縁を越えて側頭骨膜に融合する。外眼角靱帯の深層部（後束）は後側方に向かう厚くて強い部分で，眼窩縁から約3〜4mm後方にある，頬骨の眼窩結節の骨膜に付着する。外眼角靱帯の2つの部分の間の腔所は，疎性結合織で満たされている。

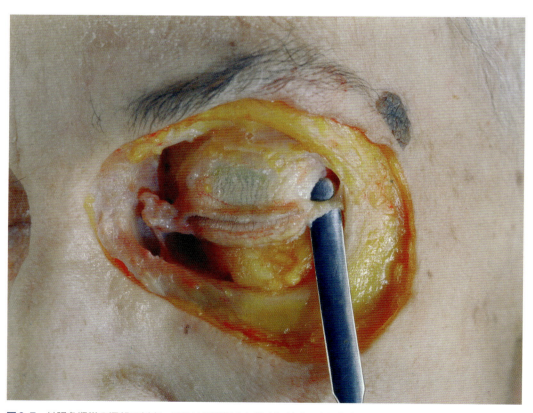

図2-7　外眼角靱帯の深部の剖出。これは眼窩縁より後方に付くことに注意。

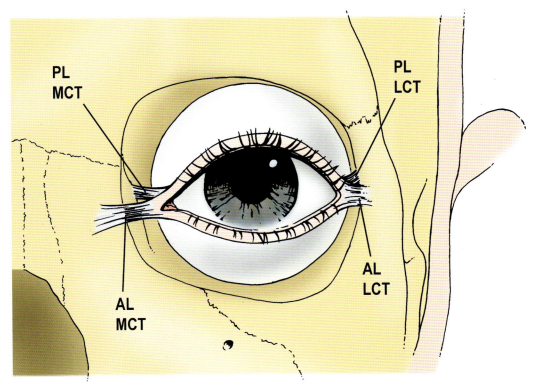

図2-8 内/外眼角靱帯複合体。内眼角靱帯の前束（AL MCT）と外眼角靱帯の後束（PL LCT）がより厚いことに留意。太い内眼角靱帯の前束は上顎骨の前涙囊稜と前頭突起に付く。より薄い内眼角靱帯の後束（PL MCT）は，後涙囊稜に付く。太い外眼角靱帯の後束（PL LCT）は，眼窩外縁から3～4mm眼窩内後方の，頰骨の眼窩結節（Whitnall結節）に付着する。薄い外眼角靱帯の前束（AL LCT）は外側方に進み眼輪筋と眼窩外側縁骨膜に融合する。
MCT：内眼角靱帯medial canthal tendon，LCT：外眼角靱帯lateral canthal tendon，AL：前束anterior limb，PL：後束posterior limb。

内眼角靱帯

　内眼角靱帯medial canthal tendonは浅層と深層の2層（前束，後束）に分かれて，前/後涙囊稜anterior/posterior lacrimal crestに付着する（図2-8, 2-9）[2,3]。内眼角靱帯は上下の瞼板の鼻側縁から出るが，ここで眼窩隔膜前筋は深部と浅部に分かれる[4]。涙点はこの位置にある。したがって，上下の瞼縁の涙小管は，瞼板の内側縁から内眼角靱帯の後ろに延びる。内側方向へ進むと，靱帯は扇状に広がり前涙囊稜に入り，さらにそれを越えて上顎骨の前頭突起まで進む。内眼角から2～3mm内側にある前涙囊稜は涙囊を保護している。したがって，眼角から3mmより内側で切開すれば涙小管と涙囊に出合うことはない。
　水平に走る前束は内眼角靱帯の腱複合体の中で最も強い成分で，前涙囊稜に最もしっかり付着している。より薄い後束は後涙囊稜に付いて，眼瞼が眼球に接する位置を保つよう作用する。眼角靱帯すべての総合ベクトルを考慮すると，この部が破壊された場合に再構築するには前涙囊稜の後方かつ上方に再懸垂するのがよい。

第2部　眼窩周囲の切開

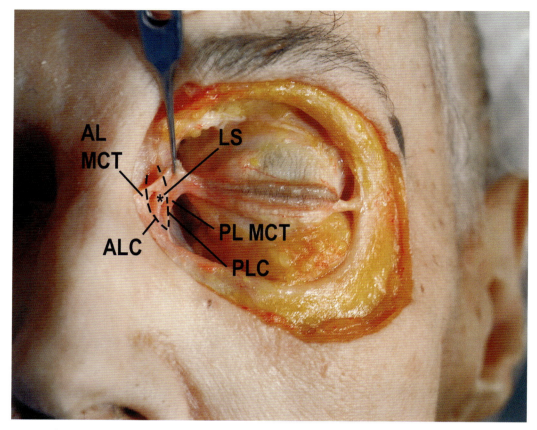

図2-9　内眼角靱帯複合体の前部と後部を明示した。AL MCT：内眼角靱帯の前束anterior limb of the medial canthal tendon，ALC：前涙嚢稜anterior lacrimal crest，LS：涙嚢lacrimal sac，PL MCT：内眼角靱帯の後束posterior limb of the medial canthal tendon，PLC：後涙嚢稜posterior lacrimal crest。

眼窩下溝

　眼窩下神経infraorbital nerveと血管束は下眼窩裂を通って後部眼窩に入り，眼窩底にある眼窩下溝infraorbital grooveをほぼ直線的に前方に走る（図2-10）。多くの場合眼窩下溝のより前方部は薄い骨で覆われ，眼窩下管infraorbital canalとなって神経血管束を眼窩下孔を通じて顔面表層に送る。上歯槽神経superior alveolar nervesは眼窩下管内で眼窩下孔から5〜25 mmのところで眼窩下神経から分かれ，上顎の歯と歯肉に知覚を送る。

▶ 手術手技

　眼窩下縁と眼窩底にアクセスするための下眼瞼での外部切開はいくつかある。これらは眼瞼皮膚での切開の高さと，眼輪筋を切離して眼窩隔膜/骨膜を露出する位置が異なる。各切開にはそれぞれ長所と短所がある。

　2種類のアプローチとその1変法を以下に示す。第1は，一般的には睫毛下切開subciliary incisionと呼ばれ，睫毛下部切開infraciliary incisionあるいは眼瞼形成術切開blepharoplasty incisionとも呼ばれるものである。この切開は睫毛のすぐ下に置く。この切開の利点は傷跡が目立

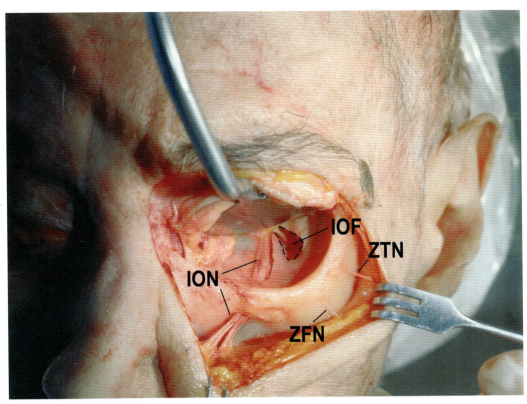

図2-10 眼窩底，眼窩外側縁，眼窩下縁の剖出。IOF：下眼窩裂inferior orbital fissure（内容を露出してある），ION：眼窩下神経infraorbital nerve（開放した眼窩下溝と眼窩下管内にある），ZFN：頬骨顔面神経zygomaticofacial nerve，ZTN：頬骨側頭神経zygomaticotemporal nerve。

たないことと，側方に延長するだけで眼窩外側縁全体を展開できることである。第2のアプローチは，瞼板下切開subtarsal incisionあるいは中下眼瞼切開mid-eyelid incision，下眼瞼溝切開skin crease incisionと呼ばれるものである。睫毛下切開より低い位置で瞼縁から4〜7 mm下に置くことが多い。睫毛下切開について眼瞼下切開と比較しながら以下に詳しく記す。加えて，睫毛下切開を延長して眼窩側縁全体や眼窩内側壁を展開する方法も記す。

睫毛下切開の手技

睫毛直下の皮膚を切開する。ここから眼窩縁にアクセスするには，経路として"皮膚弁挙上""皮膚筋肉弁挙上""ステップ切開"の3つが利用できる。"皮膚弁"アプローチでは，睫毛下の切開から眼窩縁まで眼瞼の薄い皮膚を挙上し，眼輪筋と骨膜を眼窩縁のすぐ下方で横断する。"皮膚筋肉弁"アプローチは，皮膚と瞼板前筋の両方を切離して下瞼板のすぐ上を進み，眼窩隔膜上を眼窩縁まで切離してから骨膜を切って骨に到達する。"ステップ切開"は技術的に容易で，他の2つの方法でよく起きる皮膚や眼窩隔膜の穿孔，皮膚の阻血，眼瞼外反/内反などの合併症がない。

"ステップ切開"では眼輪筋の瞼板前線維を保存するので瞼縁の瘢痕化を減らして眼瞼の位置を維持し，眼球との接触が維持できる。

ステップ1 眼球の保護

眼窩周囲の手術中に角膜を保護することで眼損傷を減らしうる。眼窩縁や眼窩底に到達する目的で眼瞼の皮膚側で手術操作を行う際には，一時的眼裂閉鎖や強膜カバーが有用であろう。手術の完了時には単に取り外せばよい（図2-11，2-12）。

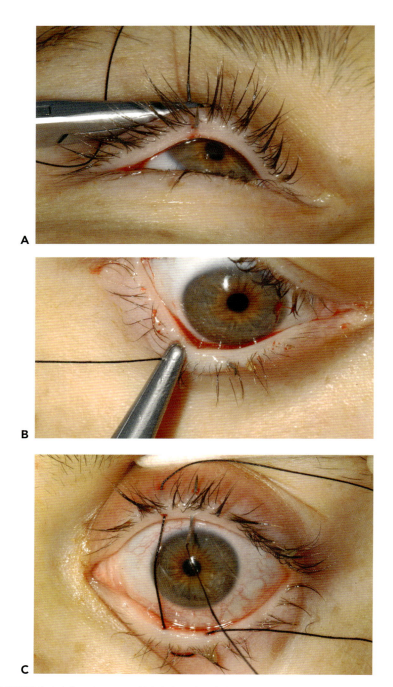

図2-11 眼瞼閉鎖縫合の実施。A：4-0の絹糸を上眼瞼の皮膚から瞼縁のgray lineに通す。下眼瞼の通し方には2種類ある。B：縫合糸を皮膚から出すことなくgray lineに刺入して導出する。縫合糸が抜けないように瞼板に十分に深い縫い代を確保する。C, D：別の方法では針を下眼瞼のgray lineから皮膚の外に通して戻し，水平マットレス縫合とする。最終的には上眼瞼のgray lineから皮膚に出す。どちらの手法でもよい。（続く）

2 下眼瞼の経皮切開

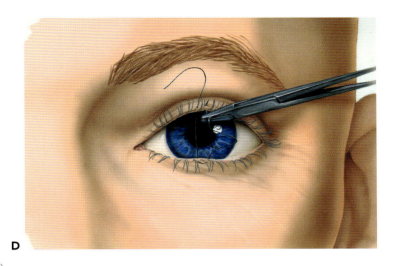

図2-11（続き）

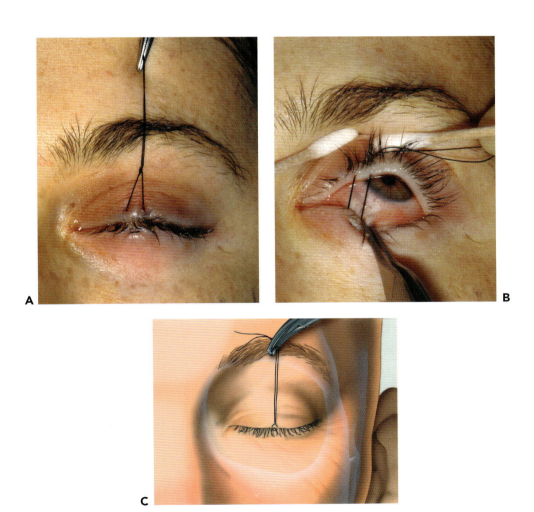

図2-12　A, B：眼瞼縫合は強くは締めず，上眼瞼の皮膚と結び目の間に少し隙間を残しておく（**A**）と，術中に目を検査したり，眼球牽引テストforced duction test（**B**）を行うのに都合がよい。**C**：止血鉗子で眼瞼縫合の糸を把持し，切開や切離時に下眼瞼を牽引する。

ステップ2　術野の確認と切開線のマーキング

睫毛下切開では眼瞼全長にわたって睫毛下約2 mmを切開する（図2-13A）。切開の延長は側方へ約2 cmまでなら顔面神経の前側頭枝（眼角から3 cmの位置で頬骨弓を横切る）を損傷しない。できれば自然のシワに沿うのがよいが，ない場合は単純に側方か側下方に延長する。

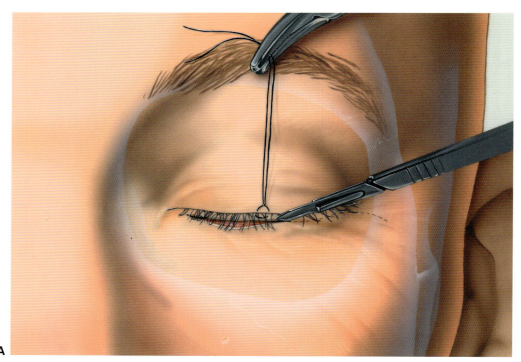

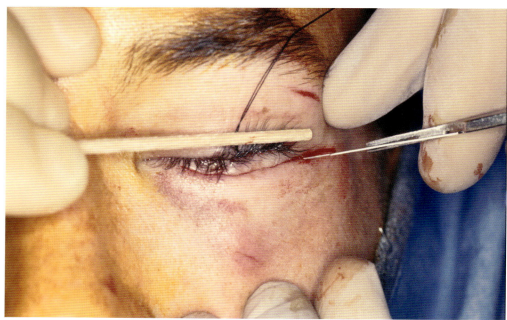

図2-13　睫毛下切開。A：切開は皮膚のみとし，睫毛下約2 mmで必要に応じて側方に延長してよい（破線）。B：Freer剥離子や綿棒の棒で下瞼の睫毛を持ち上げて，切開時に切らないようにする。

2 下眼瞼の経皮切開

ステップ3 血管収縮薬の注射

切開線は血管収縮薬の注射の前にマークするのがよい。注入後には組織は変形してシワが見えなくなることもある。眼瞼が腫れてシワが消えた場合は，30 mLの血管収縮薬入り局所麻酔薬にヒアルウロニダーゼ（150 U）を混合して注射することも考える。希釈アドレナリン溶液は止血を補助するだけでなく前もって組織の層を分離できるので，薄い眼瞼組織の切開を容易にする。

ステップ4 皮膚切開

最初の切開の深さは皮膚のみにとどめる。皮膚を完全に切開すると下層の筋が見える（図2-13）。

ステップ5 皮下切離

眼窩下縁へ向けての皮下切離はメスまたは剪刀で鋭的に数mmずつ進める。組織が裂けるのを避けるために，組織を"後ろに"引くのではなく，"上に"引き上げるのがよい（図2-14，2-15）。眼瞼縫合は，下眼瞼縁を上方に引いて切離しやすくするためにも役立つ。切開の全域で皮膚を眼輪筋の瞼板前部から分離する。皮下切離は約4～6 mmでよい。

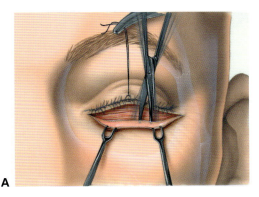
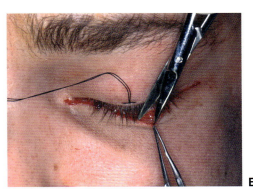
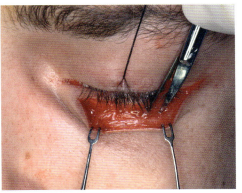

図2-14　A：皮下切離して眼輪筋の瞼板前部を瞼板側に付けておく。B，C：この層で4～6 mm切離すれば十分である。

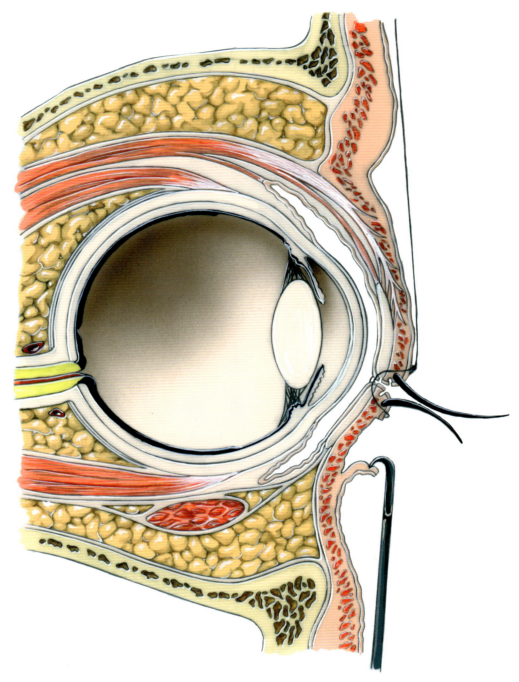

図2-15　眼窩と眼球の矢状断で眼瞼縁の皮下切離を示す。

2 下眼瞼の経皮切開

ステップ6 眼輪筋下切離

　先端が少し鈍な剪刀を筋の走行方向に広げるように使って眼輪筋を切離し，眼窩外側縁を覆う骨膜に到達する（図2-16）。この場所の眼窩縁の上で最初に眼輪筋を剖出するのは，ここでは眼窩隔膜より必ず前方にあるからである。眼窩下縁の前縁の上に広がるこの眼輪筋の下の骨膜上を切離することで，眼窩隔膜表面をきれいに剖出したポケット状の空間ができる。剪刀の上の先端を"ステップ切開"の直下に置き，下の先端が眼窩縁上にくるように置いて広げ，上方の下眼瞼内にポケットを作る（図2-17, 2-18）。眼輪筋と眼窩隔膜との間のこの層では，彎曲した剪刀の凸面を外側に向けて使う。

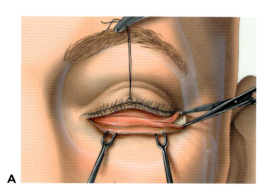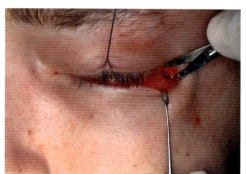

図2-16　A, B：剪刀で眼窩外側縁上を切離し骨膜に到達する。

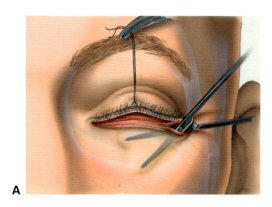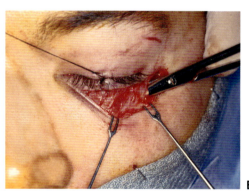

図2-17　A, B：眼輪筋と眼窩隔膜間の切離。眼窩縁全域を切離し，上方では皮下切離の層に続ける。

第2部　眼窩周囲の切開

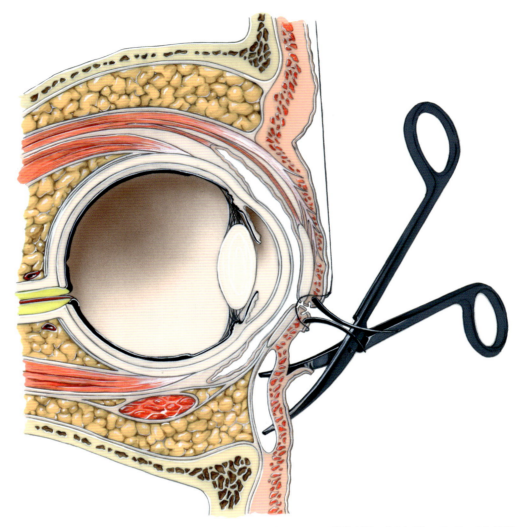

図2-18　切離の範囲を眼窩の矢状断に示す。眼瞼と皮膚筋肉弁の間に眼輪筋が橋のように残っていることに注目。

2 下眼瞼の経皮切開

ステップ7 　眼輪筋の瞼板前部と眼窩隔膜前部の切離

眼窩隔膜から眼輪筋を剥離すると，下瞼板から皮膚筋肉弁間に筋が連続したまま残る（図2-19）。この筋を最初の皮膚切開のレベルよりも下方で剪刀で切る（図2-20）。

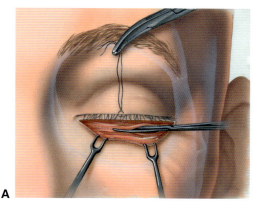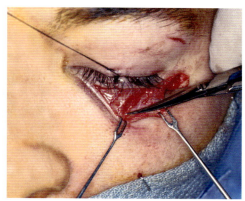

図2-19　A，B：眼輪筋の連続部を切離する。

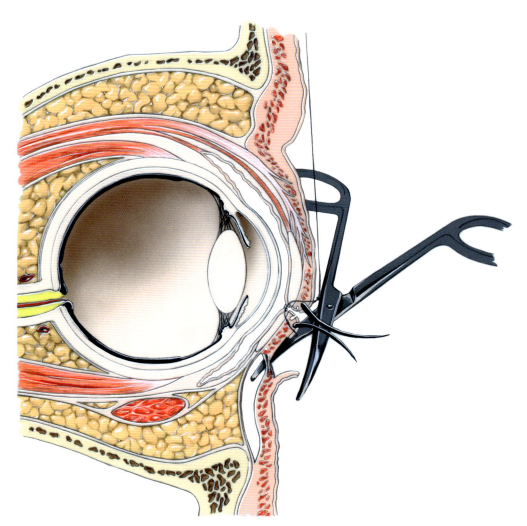

図2-20　眼輪筋の連続部の切断を眼窩の矢状断に示す。

ステップ8　骨膜切開

　下眼瞼から皮膚筋肉弁を起こせば，眼窩下縁よりも下方に弁を引ける（図2-21A）。眼窩隔膜が破れていない場合は上方に瞼板と付着した眼輪筋の瞼板前部が見えて，下方は眼窩隔膜が眼窩縁まで続く。眼窩縁から3〜4mm下方と外方で上顎と頬骨の前面の骨膜をメスで切開する（図2-21B，C）。このレベルで骨膜を切開することで，眼窩隔膜の眼窩縁への付着を損傷しないですむ。眼窩下神経は眼窩縁より約5〜7mm下にあり，骨膜切開時に避けておかねばならない。

ステップ9　上顎前部と眼窩の骨膜下切離

　眼窩縁の骨膜切開縁を全長にわたって骨膜剝離子の鋭端で引き切り，次いで上顎骨，頬骨の前面と眼窩内側の骨面から骨膜を剝離する。眼窩下縁のすぐ後方の眼窩底は，より下方にある。眼窩下縁の骨膜を剝離（図2-22A）してから後方に向かって初めの1cmほどは骨膜剝離子を垂直に立てて剝離を進める（図2-22A〜D）。下斜筋の骨側の起始（眼窩内の筋で唯一眼窩尖から起始しない）はこの骨膜下剝離で外れる。

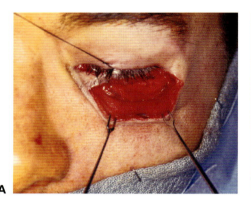
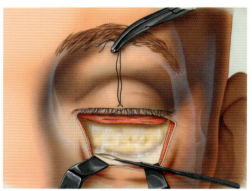
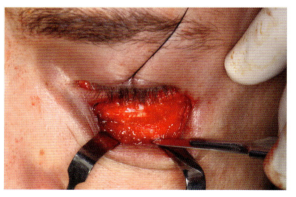

図2-21　A：骨膜切開の準備として弁を牽引する。眼窩隔膜に損傷がないことに注目。B：眼窩下縁から3〜4mm下方の上顎骨前壁の骨膜を，下縁に沿う形に切開する。C：瞼板前の筋は下瞼板と眼窩隔膜上に残っており，眼窩脂肪が術野に出ないようにしていることに注目。

2 下眼瞼の経皮切開

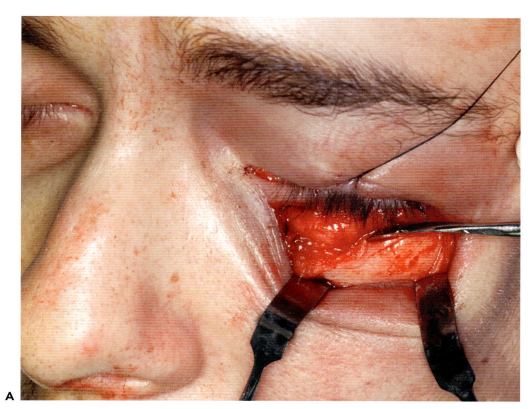

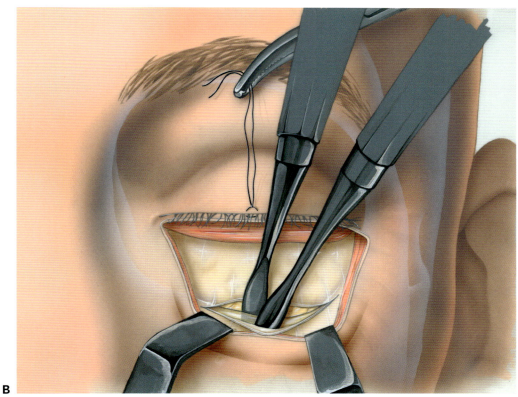

図2-22　眼窩下縁最凸部を越えて骨膜を挙上する（**A**）。上顎骨前面と眼窩底の骨膜下剥離を示す正面観（**B**）と矢状断面（**C**→次頁）。眼窩縁の後方へ剥離を進めるにつれ，骨膜剥離子をほぼ垂直にすることに注意（**D**→次頁）。眼窩の床の前方部分は，眼窩下縁より低いレベルにあり，下縁の稜のすぐ後方での剥離は下方に向けて行わねばならない。

第2部　眼窩周囲の切開

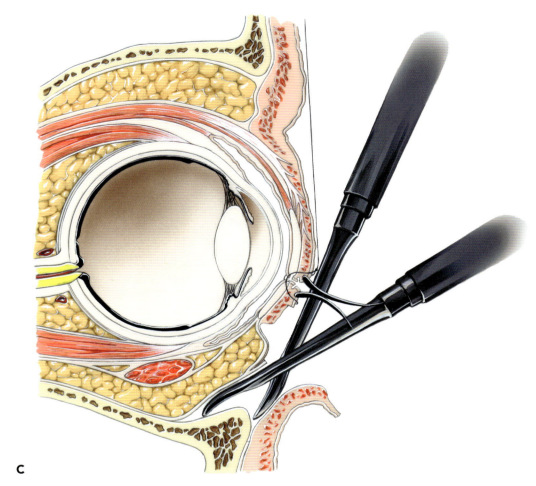

C

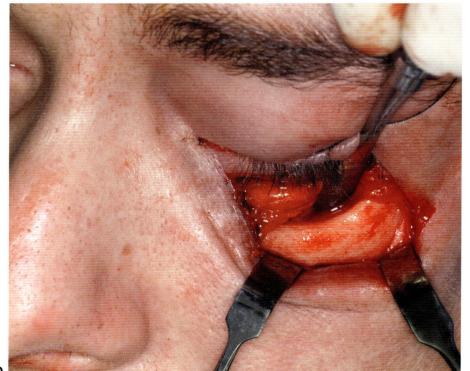

D

図2-22（続き）

下斜筋は眼窩縁のすぐ後方の眼窩中央で鼻涙管の開口部の側方の眼窩底と涙嚢を覆う涙嚢筋膜から起始する（図2-23）。切離を進めるとすぐに下眼窩裂に到る。眼窩骨膜periorbitaは，下方を覆って下眼窩裂の中へ続く。下眼窩裂を明示すべきときは，裂の内容物はバイポーラ鑷子で焼灼してから切離すると安全である（図2-24）。眼窩内容を上方に避けると上顎骨前面とともに眼窩底，眼窩壁を露出できる（図2-25）。

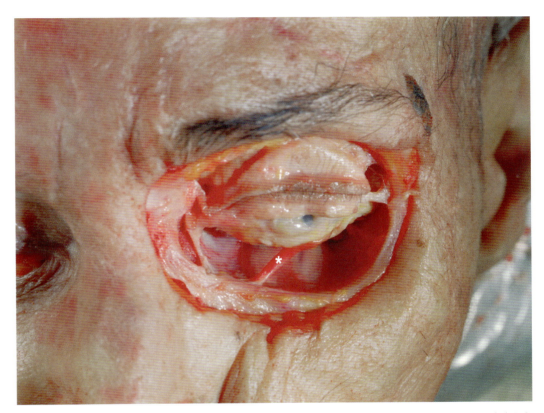

図2-23　下斜筋（*）の位置を示す解剖所見。骨膜下での操作で進めば下斜筋の起始は骨膜とともに眼窩底から剝離されるので，下斜筋を直接見ることはない。

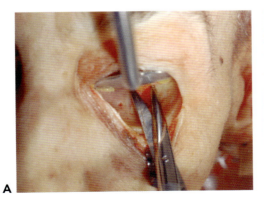
A
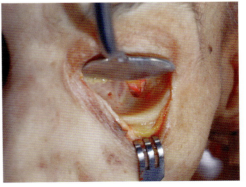
B

図2-24　A：下眼窩裂の内容物を切離して眼窩内の展開を容易にする。まずバイポーラ電気凝固で焼灼して出血を予防してから切開するのがよい。B：下眼窩裂の内容物を切離すると良好に眼窩内を展開できる。

第2部　眼窩周囲の切開

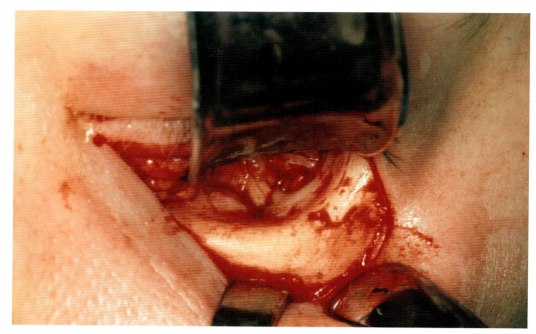

図2-25　下眼窩裂内容切離後の眼窩内部。

ステップ10　閉創

　閉創は骨膜と皮膚の2層に行うのが普通である（図2-26A）。上顎と頬骨の前面の骨膜を吸収性糸で縫合すると剥離した軟組織を確実に元の位置に戻せる（図2-26B）。眼輪筋は縦方向に切断したり頬骨突出部を広範囲に剥離していない限り縫合は不要である。眼輪筋がより厚くなっている側方部は吸収性糸で縫合してもよい（図2-27）。次いで，6-0の非吸収性または速吸収性の縫合糸で皮膚縁を連続縫合する。

2 下眼瞼の経皮切開

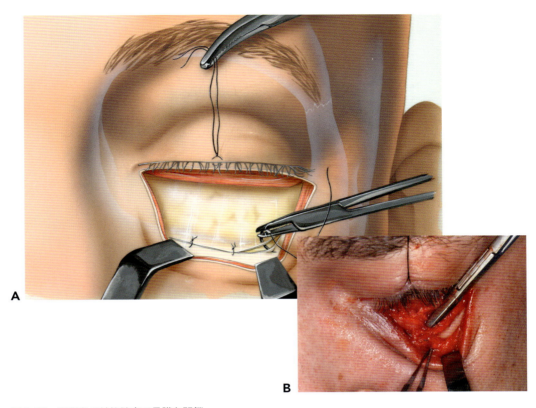

図2-26 吸収糸の結節縫合で骨膜を閉鎖。

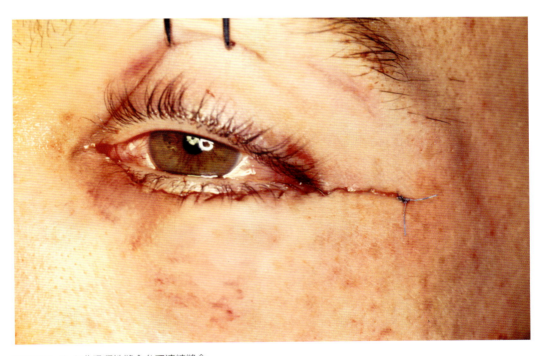

図2-27 6-0非吸収性縫合糸で連続縫合。

ステップ11 下眼瞼の懸垂縫合

　眼窩下縁や眼窩底に入るための切開や裂傷は，治るに従って下眼瞼を上下的に縮めてしまうことがある。手術後の数日間（つまり，強い浮腫が解消するまで）下眼瞼を上方に支持しておくと，この原因となる皮膚や眼窩隔膜の瘢痕を緩和できる。最も簡単な方法は下瞼縁のgray lineを通る縫合を置き，額にテープで貼り付けておく方法である（図2-28）。この方法で下眼瞼を引き伸ばした位置に引き上げておいて，浮腫が消失するまで保持する。術後に額を動かして縫合糸が抜けないように貼り付ける。第1層のテープを皮膚に付け，その上に縫合糸を置いてから第2層目のテープを貼る。この第2層のテープ上に縫合糸を折り畳んで，その上に第3層のテープを貼り付ける。視力確認は上眼瞼を開いて行える。眼球の前面全体を診察するときは額のテープを外すだけで上下の眼瞼を開けられる。

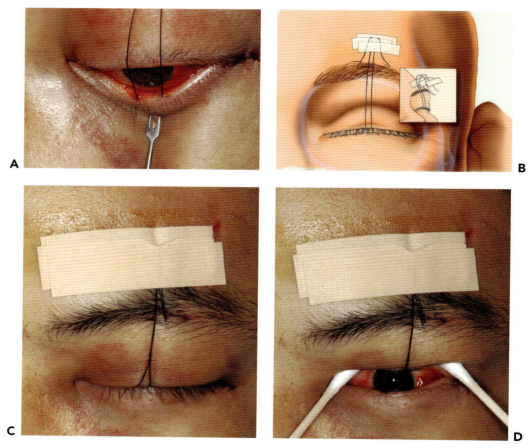

図2-28　手術終了時に置いた下眼瞼懸垂縫合。**A**：縫合は下眼瞼のgray lineに刺入して瞼板を穿通し，刺入点から約5 mm離れたgray lineに出す。**B，C**：縫合糸が外れないように瞼板の一部を通すことが大切である。強くしっかり吊り上げるために糸を前頭部にこのようにテープ止めする。**D**：眼の検査ができるように，懸垂縫合糸は上眼瞼を通さない。

瞼板下切開の手技

瞼板下切開アプローチの手技は眼球の保護，血管収縮薬の使用，眼窩の切離など，多くの操作が睫毛下切開と同様である．睫毛下切開で記載した事項と明らかに異なる点のみをここに提示する．

切開線の見極めとマーキング

瞼板下切開アプローチの皮膚切開は，下瞼の瞼板の下縁の高さにある瞼板下シワsubtarsal foldの位置に置く．実際には，下眼瞼の真ん中の自然な皮膚のシワを使う（図2-29）．ここにできる瘢痕は最終的には睫毛下切開よりもわずかに目立ちやすくなると考えられるが，臨床研究では，このアプローチのほうが強膜露出と睫毛外反の発生率が低いことが明らかである[5,6]．

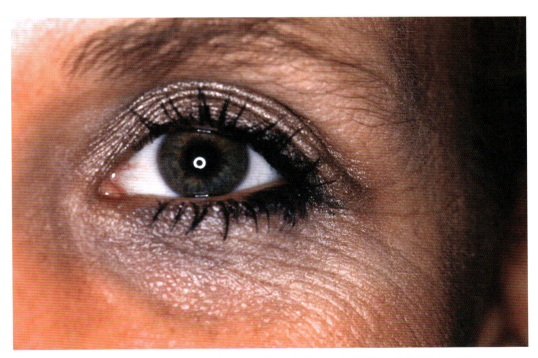

図2-29 眼瞼周囲の皮膚割線を示す．これらの線のどれかの中に，または平行に切開を置くとよい．

眼窩周囲の皮膚のシワを詳細に評価する（図2-30A）。腫脹がある場合は反対側の眼窩周囲の皮膚が参考になる。シワは通常は側方に行くにつれて下方に向かう（図2-29）。眼窩底や眼窩下縁にアクセスするだけならば瞼板下切開だけでよく，傷跡も目立たない。中下眼瞼切開を延長するときは自然のシワに沿わせ，決して上方の瞼縁に向けてずらさないようにする。

血管収縮薬の注射の前に切開線をマークする（図2-30B）。

皮膚切開

最初の切開で皮膚と筋を切り眼窩隔膜の深さに至る（図2-30C, D）。切開は側方で眼窩側縁の骨を越えたところまでとする。切離を下方に進め，眼窩隔膜から皮膚筋肉弁を起こす。残った眼輪筋は，眼窩隔膜に沿って剪刀で開いては切離する（図2-30E, F）。

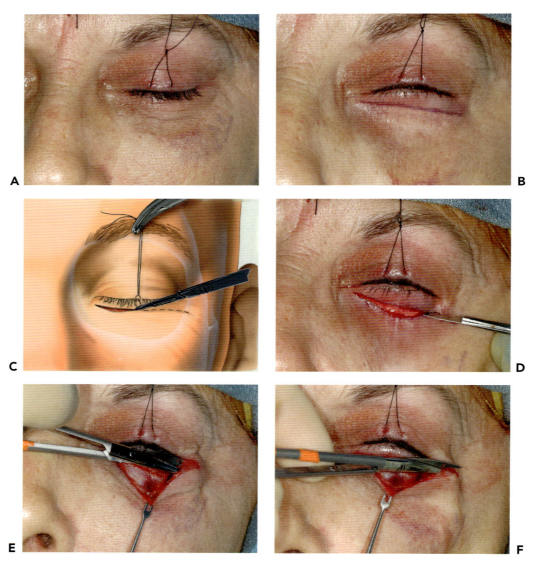

図2-30　眼窩への瞼板下切開アプローチ。A：この患者の切開前の自然な眼瞼のシワを示す。B：切開線をマーク。C, D：切開中の所見。E：眼窩縁に沿って眼窩隔膜上で眼輪筋を側方へ剪刀で切離する。F：眼輪筋を剪刀で切離。（続く）

眼輪筋下の切離

　眼輪筋と眼窩隔膜の間を切離するのに先端が少し鈍な剪刀を用いる（図2-30G, H）。切開した下眼瞼の皮膚筋肉弁を二爪皮膚鈎で引き，筋の直下の層で下方に切離を進め眼窩下縁の前縁を越える（図2-30 I）。

　骨膜切開（図2-30J, K），眼窩の切離（図2-30L），閉創（図2-30M～Q）は，睫毛下切開の項で記載したのと同様である。

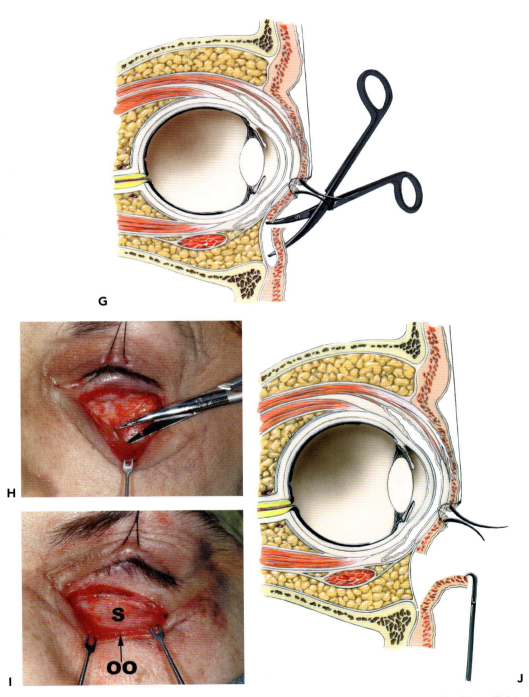

図2-30（続き） G：切離の高さを示す。H：眼窩下縁に向けて剪刀で下方へ切離する。I：眼窩下縁まで挙上した皮膚筋肉弁の所見（S：眼窩隔膜 orbital septum，OO：眼輪筋 orbicularis oculi）。J：皮膚筋肉弁の挙上と眼窩下縁のすぐ下方の上顎骨前面での骨膜切開。（続く）

第2部　眼窩周囲の切開

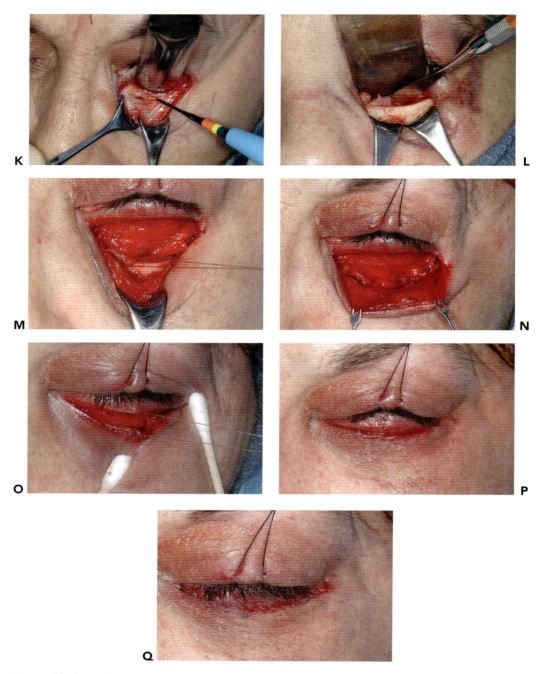

図2-30（続き）　眼窩への瞼板下切開アプローチ。K：電気メスで骨膜を切開。L：眼窩内方へ剥離。M：骨膜切開創縁に吸収性縫合糸を通す。N：骨膜縫合後の所見。O：眼輪筋切離縁に吸収性縫合糸を通してある（埋没縫合）。P：眼輪筋縫合後の所見。Q：6-0速吸収性縫合糸の連続縫合による最終閉創。

変法：延長下眼瞼切開アプローチ

　延長下眼瞼切開アプローチextended lower eyelid approachで眼窩外側縁全部と頰骨前頭縫合より約10～12 mm上方までアクセスできる[7]。やや遠くはなるが，このアプローチは眼窩上眉毛アプローチや上眼瞼アプローチに代わりうる。術野を広くとる場合，外眼角靱帯は骨付着部から剥離されてしまうので，必ず再付着させねばならない。このアプローチは，眼窩外側方全体，眼窩外側縁，眼窩底，眼窩下縁にアクセスする必要がある場合に有用である。

　延長下眼瞼切開アプローチの切開は標準的な下眼瞼切開と全く同じであるが，切開を自然のシワの中で側方に約1～1.5 cm延長する（図2-13）。自然な皮膚のシワが眼瞼裂外側から側方にない場合は単純に横方向に，あるいはわずかに下方に向ける。特に眼窩外側縁の上方にアプローチする場合には，睫毛下切開よりも下方にある瞼板下切開を延長して使うことはない。

　眼窩外側縁全部の骨膜上切開を剪刀切離で頰骨前頭縫合の上まで進める（図2-31）。眼輪筋と外眼角靱帯の表層側を上方に牽引する。

　次いで，眼窩外側縁の中央部で骨膜を上から下に向かって切開し，標準的な眼窩下縁切開に続ける（図2-32）。眼窩底と眼窩外側縁の組織を骨膜下で剥離すると，外眼角靱帯深部，Lockwood靱帯，外側直筋制動靱帯の付着が頰骨の眼窩結節（Whitnall結節）から剥離される。頰骨前頭縫合の露出は容易である（図2-33）。

　眼窩外側縁の骨膜と軟組織を注意深く復位縫合すれば，わざわざ眼角固定術を行う必要はない。この操作で外眼角靱帯の浅層は適切な位置に来て，眼瞼裂外側は良好な外観になる。

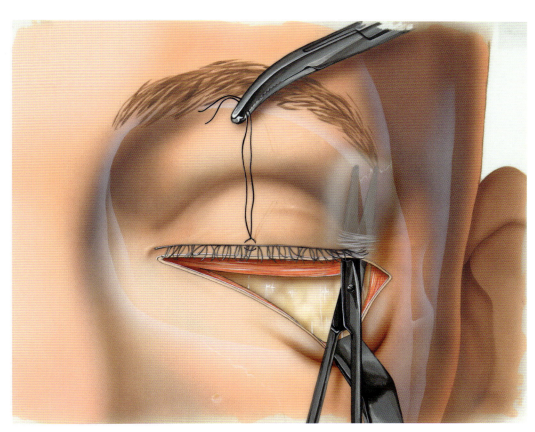

図2-31　眼窩外側縁をさらに展開する手法。最初の切開を横方向に1～1.5 cm延長し，眼窩外側縁に沿う骨膜上剥離を進めて上方の目的の領域に近づく。

第 2 部　眼窩周囲の切開

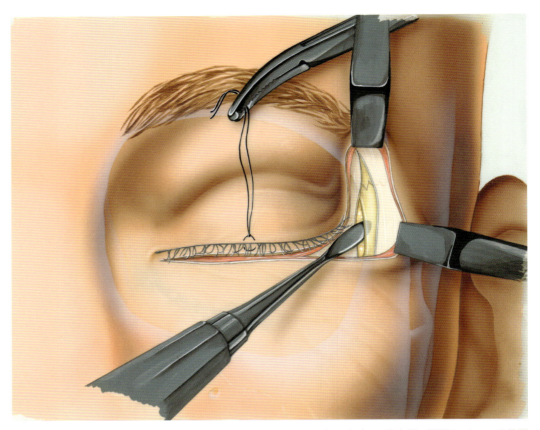

図 2-32　頰骨前頭縫合部への切離。骨膜上の組織を小さな鉤で上方に牽引し，眼窩縁の外側 3～4 mm の位置に骨膜切開を置く。骨膜下組織切離で外側眼窩縁全体を露出できる。眼窩側方を切離して組織を遊離すると上方に牽引できる。

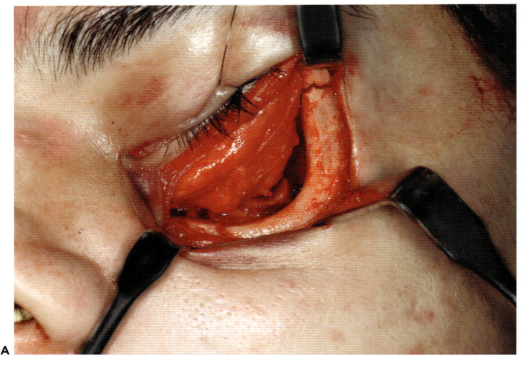

A

図 2-33　"延長"睫毛下切開後。A：眼窩外側縁全体を頰骨前頭縫合の上まで展開できる。（続く）

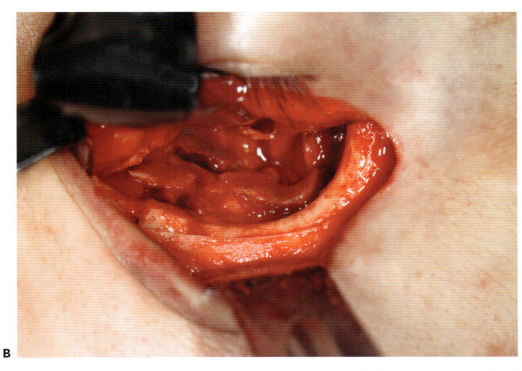

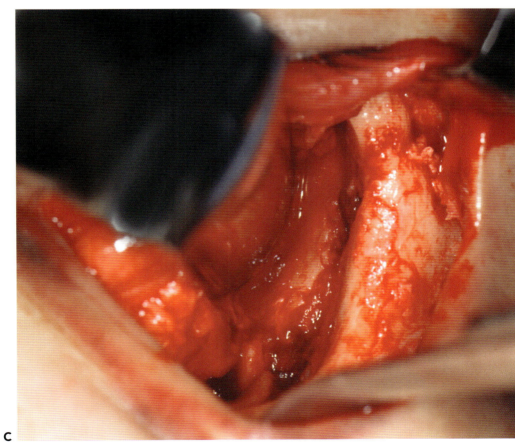

図2-33（続き）　B：眼窩底の展開（骨折している）。C：眼窩外側壁（蝶形骨大翼と頬骨）が露出されている。

文献

1) Zide BM, Jelks GW. *Surgical anatomy of the orbit*. New York：Raven Press；1985.
2) Anderson RC. The medial canthal tendon branches out. *Arch Ophthalmol*. 1977；95：2051.
3) Zide BM, McCarthy JG. The medial canthus revisited. An anatomical basis for canthopexy. *Ann Plast Surg*. 1983；11：1.
4) Rodriguez RL, Zide BM. Reconstruction of the medial canthus. *Clin Plast Surg*. 1988；15：255.
5) Holtmann B, Wray RC, Little AG. A randomized comparison of four incisions for orbital fractures. *Plast Reconstr Surg*. 1981；67：731.
6) Bähr W, Bagambisa FB, Schlegel G, et al. Comparison of transcutaneous incisions used for exposure of the infraorbital rim and orbital floor：a retrospective study. *Plast Reconstr Surg*. 1992；90：585.
7) Manson PN, Ruas E, Iliff N, et al. Single eyelid incision for exposure of the zygomatic bone and orbital reconstruction. *Plast Reconstr Surg*. 1987；79：120.

3 経結膜アプローチ

　経結膜アプローチ transconjunctival approach では，眼窩底と眼窩下縁を展開できる。最近では，このアプローチが内側に延長されて眼窩の内側壁の展開に用いられている。

　経結膜アプローチの大きな利点は，創痕が結膜に隠れていることである。このアプローチと併せて眼角切開を行うと，目に見える創痕は目立たない側方延長部のみになる。経結膜アプローチでは皮膚も筋も切離する必要がないので手早くできる。しかしこの手術での合併症は，皮膚側からの不適切な手術操作で起きる睫毛外反のような合併症よりもはるかに治しにくいので，単純な手技ではあるが正確な操作が必要である。

　経結膜アプローチのもう1つの利点は切開の内側方向への延長部を涙管系の後側を通して上方へも拡大できることで，上眼瞼挙筋腱膜の高さまで届く。このアプローチは，切開線と涙点との位置関係から経涙丘アプローチと呼ばれてきた。眼窩内側壁へのアクセスが必要な場合に有用である。

　本章では，実臨床で組み合わせることが多いこれら両方の方法を記述する。

▶ 眼窩下縁と眼窩底への経結膜アプローチ

　経結膜切開（下結膜嚢切開 inferior fornix incision とも呼ばれる）は眼窩底や眼窩下縁を展開するための一般的なアプローチである。隔膜前アプローチ preseptal approach と隔膜後アプローチ retroseptal approach があり，その差は経路が眼窩隔膜の前面か後面かの違いである（図3-1）。隔膜後アプローチは隔膜前アプローチより直線的で，より容易である。この切開は眼瞼を通らないので瘢痕形成の可能性がないという利点がある。隔膜後アプローチ中に眼窩脂肪が出てくることがあるが，問題も悪影響もほとんどない。外眼角切開 lateral canthotomy を併用すると展開がよりよくなるので頻繁に用いられる。本章には外眼角切開を併用した経結膜隔膜後アプローチを記載する。

第2部　眼窩周囲の切開

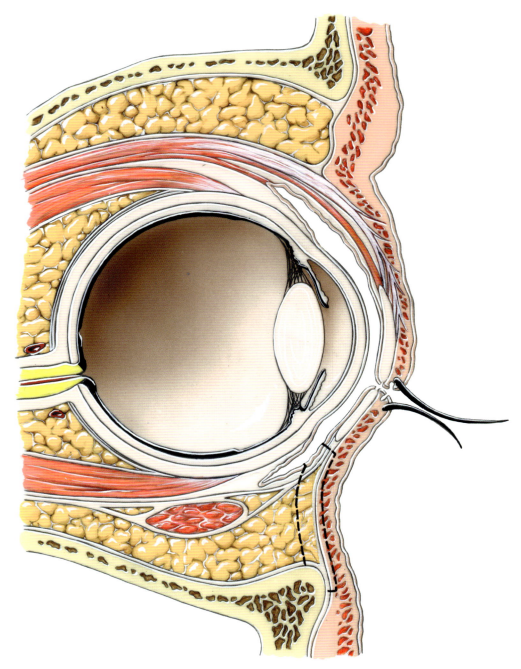

図3-1　眼窩矢状断で隔膜前/後アプローチの切開と切離経路を示す（破線）。

手術解剖

下眼瞼

　第2章で説明した下眼瞼アプローチの手術解剖に加えて，経結膜アプローチで眼窩下縁や眼窩底にアプローチする場合には，さらに理解しておくべき点がある。

下眼瞼牽引筋腱膜　強く下方を見るときには眼球の動きとともに下眼瞼は約2mm下降する。眼球を下方に回転させる下直筋の作用は同時に腱膜を引き下眼瞼を同時に牽引する。下直筋か

3 経結膜アプローチ

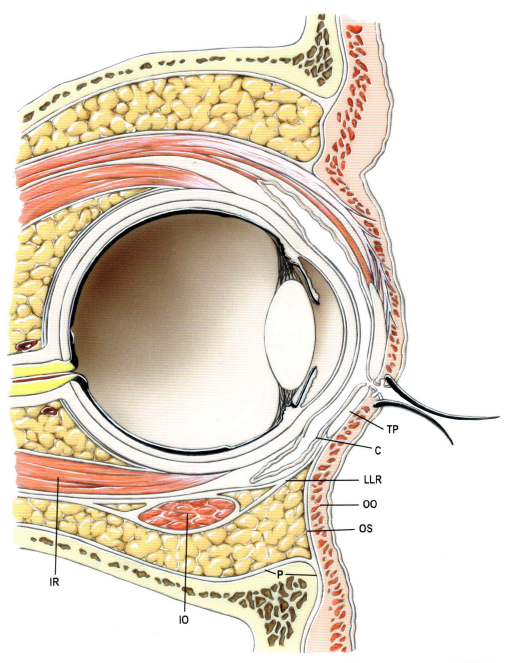

図3-2　眼窩と眼球の矢状断。C：眼瞼結膜palpebral conjunctiva，IO：下斜筋inferior oblique，IR：下直筋inferior rectus，LLR：下眼瞼下制筋腱膜群lower lid retractors，OO：眼輪筋orbicularis oculi，OS：眼窩中隔orbital septum，P：骨膜／眼窩骨膜periosteum/periorbita，TP：瞼板tarsal plate（tarsus）。

ら延長するこの部は交感神経支配の筋線維を含んでおり，一般に下眼瞼牽引筋腱膜capsulopalpebral fascia（CPF）*と呼ばれる（図3-2）。このシート状の筋膜を切開してもきちんと縫合すれば臨床的な問題はない。

---

*訳注：英文でのcapsulopalpebral fascia（CPF；下眼瞼牽引筋腱膜）とlower lid retractor［s］（LLR；下眼瞼下制筋膜［群］）は，ほぼ同じ構造を指す。

手術手技

ステップ1 ▶ 血管収縮薬の注射

止血のために結膜下に血管収縮薬を注射する（図3-3A）。外眼角切開を行うときには薬液を追加注射する（図3-3B）。

ステップ2 ▶ 眼球の保護

この手術法では眼瞼閉鎖術が行えないため、眼球を保護するために角膜シールドを置く必要がある（図3-4）。

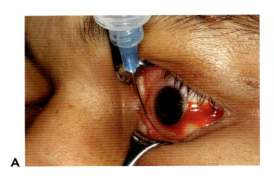 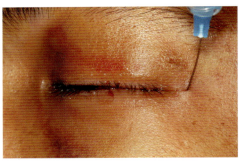

図3-3　A, B：少量の血管収縮薬入りの局所麻酔薬を結膜下（A）と外眼角切開部（B）に注射する。

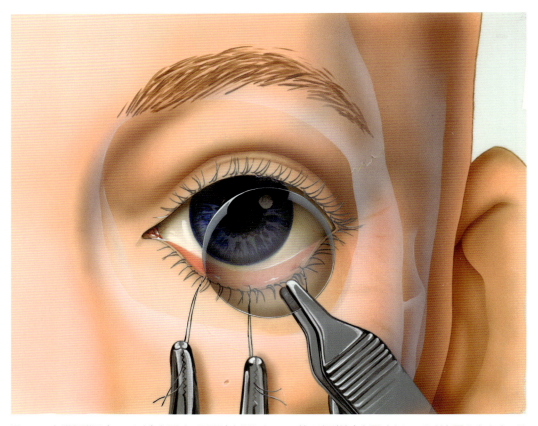

図3-4　角膜保護具（シールド）を置く。下眼瞼を通した2～3針の牽引縫合を置くとシールドを置きやすく、その後の手術にも役立つ。

ステップ3 ▶ 下眼瞼牽引縫合

下眼瞼を繊細な鑷子で外翻し，眼瞼に2～3針の牽引縫合を置く（図3-4）。この縫合糸は眼瞼結膜から瞼縁下約4～5 mmの皮膚にまっすぐ通し，確実に瞼板を通るようにする。

ステップ4 ▶ 外眼角切開と外眼角靱帯切断術（下束）

外眼角切開 lateral canthotomyが適応である場合は最初に行う。剪刀の一方の尖端を眼瞼裂内に側方に向けて入れて少し深くにある眼窩外側縁（約7～10 mm）まで挿し入れる。その剪刀で瞼裂の外側方を水平に切断する（図3-5）。この水平断で切断される構造は，皮膚，眼輪筋，眼窩隔膜，外眼角靱帯，結膜である。

牽引縫合で下眼瞼を翻転する。この時点で下眼瞼は外眼角靱帯の下束で眼窩外側縁につながっている（図3-6A）。このつながりによって下眼瞼が眼球に密着する（図3-6B）。

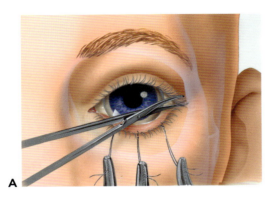
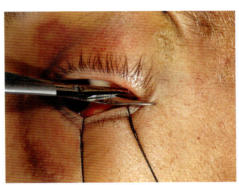

図3-5　A, B：外眼角切開の第1段階。

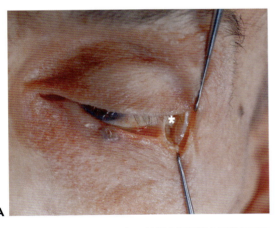
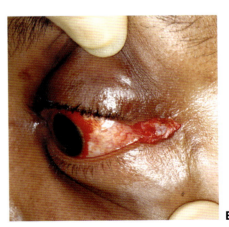

図3-6　A：図3-5に示す最初の外眼角切開後の状態を示す。外眼角靱帯の下束（*）はまだ下瞼板に付いていて，可動性が少ないことに注意。B：下眼瞼はまだ眼球にしっかりと密着している。

下外眼角靱帯切断術 inferior cantholysis では，眼瞼を引くとすぐ見えるこの腱を，剪刀を垂直方向に向けて鋭的に切離する（図3-7）。外眼角靱帯の下束を切断（図3-8A）すると下眼瞼は直ちに眼窩外側縁から外れ（図3-8B），より効果的に眼瞼翻転できるようになる。

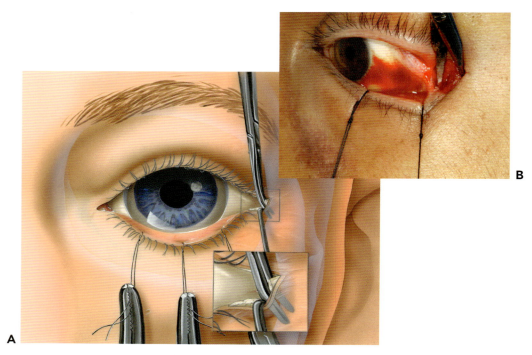

図3-7　A, B：下外眼角靱帯切断術の手技を示す。

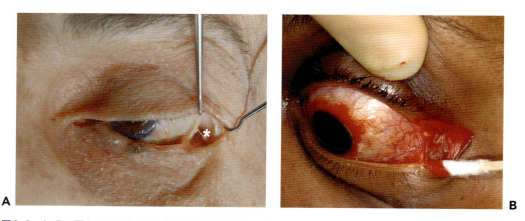

図3-8　A, B：図3-7に示した下外眼角靱帯切断術後の所見。外眼角靱帯の下束（*）が切断され（A），下眼瞼が大きく可動化されていることに留意（B）。

ステップ5 経結膜切開

　下眼瞼を外翻すると，結膜を通して下瞼板の位置が見える。結膜切開には，以下の2つの手技が使える。第1は，外眼角切開でできた小さな結膜切開口から先端が鈍な剪刀で下方に向かって眼窩下縁に向かう方法である。牽引縫合を引いて下眼瞼を翻転して切離する。眼窩隔膜の後方のポケットを広げるように剪刀を開き，眼窩縁を過ぎたところで止める（図3-9）。

　剪刀を用いて結膜と下眼瞼腱膜を瞼板下縁と下結膜円蓋との中間で切開する（図3-10）。切開は手術に必要なだけ内側に延長してよいが，涙嚢を損傷してはならない。

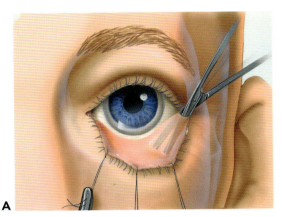
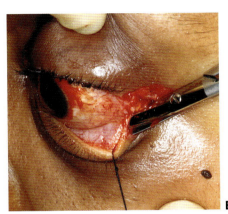

図3-9　A，B：眼角固定術の最初の切開で剪刀をどのように置いて結膜下層を切離するかを示す。瞼板のすぐ下で内方へ切離し，涙点の外側に留める。下瞼の牽引縫合がこの操作に大きく役立つことに注目。

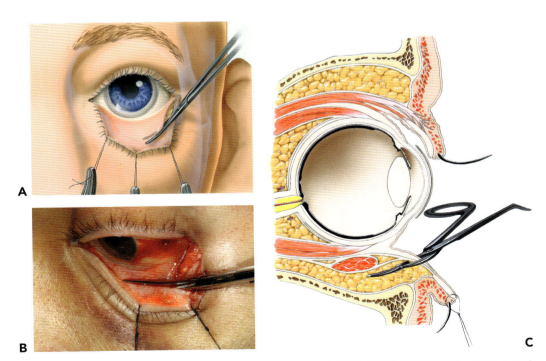

図3-10　A，B：瞼板下の結膜切開を示す。C：切開の位置と深さを眼窩と眼球の矢状断で示す。結膜と下眼瞼牽引筋腱膜を剪刀で切離する。

結膜の切開縁はそのままにしてもよいが（図3-11），角膜シールドを適当な位置に保持するための牽引縫合を置いてもよい（図3-12）。

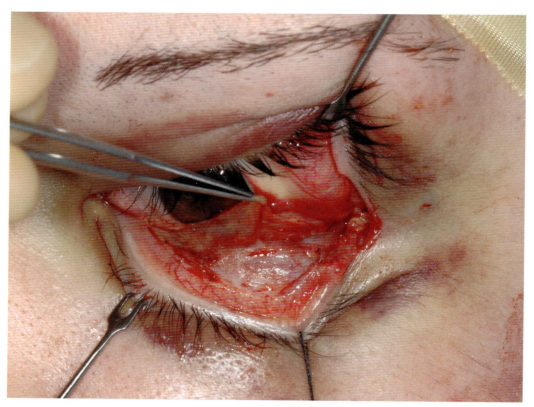

図3-11　結膜の切開縁は牽引縫合糸を置けるようにそのままにしておく。

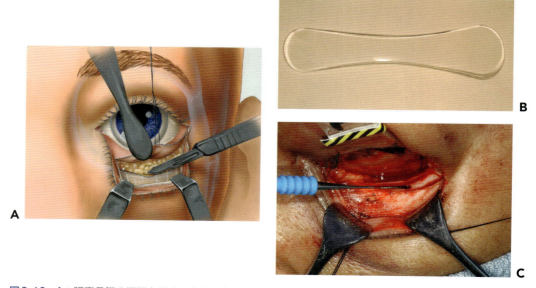

図3-12　A：眼窩骨膜の切開を示す。小さな鉤で下眼瞼を眼窩下縁の前面の高さまで牽引する。眼窩下縁のすぐ後方に幅広の鉤を置き，眼窩脂肪を閉じ込める。B：Jaeger Lid Plate® (Anthony Products. Inc.製)はプラスチック製の鉤で，透明なので眼窩内容を引くのに適している。C：眼窩下縁のすぐ後方の骨膜切開は，メスか電気メスで行う。

3 経結膜アプローチ

ステップ6 骨膜切開

適切な鉤を使って眼窩内容を内側へ，下眼瞼を外側に引き，涙嚢を内側に避けて眼窩骨膜を鋭的に切開する（図3-12）。隔膜後アプローチでは，眼窩縁のすぐ後側で眼窩骨膜を切開する。

結膜，下眼瞼腱膜，眼窩骨膜の切開の別法としては，小さな鉤で下眼瞼を前方に引いて，針状電気メスで直接切断する方法がある（図3-13）。

ステップ7 眼窩骨膜下切離

眼窩縁上，上顎骨頬骨の前面，眼窩底の骨膜を剥離するには骨膜剥離子を用いる（図3-14）。眼窩を保護し，眼窩脂肪の脱出を防ぐには，できるだけ速やかに幅広の可撓性の鉤（自由鉤など）を使うのがよい。

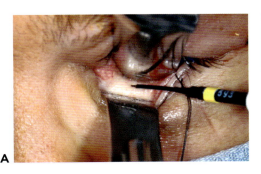
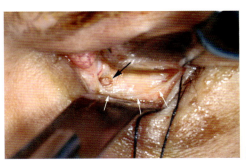

図3-13　結膜切開の別法。**A**：下眼瞼を前方に引いた状態で，針状の電気メスを用いて結膜を切開する（この例では外眼角切開は行っていない）。**B**：結膜を切開してから（白矢印），下眼瞼牽引筋腱膜と眼窩骨膜を電気メスで切開する（黒矢印）。

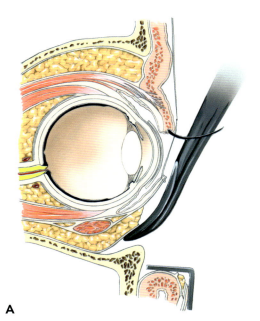
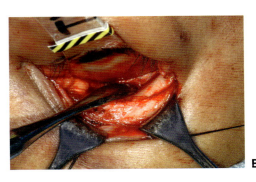

図3-14　眼窩底の骨膜下切離。**A**：切開した結膜端に牽引糸をかけ，結膜を牽引して角膜シールドをよい位置に保持する点に注目。**B**：眼窩底の骨膜剥離には骨膜剥離子を用いる。眼窩内容挙上に使用した透明な鉤に注目。

ステップ8 閉創

骨膜縫合はしてもよいが必須ではない。結膜縫合の前に眼角固定用の縫合糸をかけて締めないでおく(図3-15)。眼角固定縫合の結節をあとにすることで，結膜縫合操作ができる。結膜閉鎖を先にすると，眼角固定縫合の際に繊細な結膜組織が裂ける可能性がある。

下瞼板の外側方部分を，残った外眼角靱帯の前束や周辺の不動の組織に4-0ポリグラクチン(Vicryl®)などの長時間融解型の縫合糸で縫合する。この縫合糸は，外眼角が反対側と対称で，眼瞼が眼球に接触するように，適切な解剖学的位置に確実に置かねばならない。術野へのアプローチ途中の初期に眼角靱帯の下束が切断されると，下瞼板にはごくわずかな量の外眼角靱帯しか残らない。結果として外眼角靱帯が眼角固定用縫合糸をかけるのに不十分である場合には，眼瞼板の外側縁に通す。縫合を瞼板の外側縁あるいは外眼角靱帯の断端に通す場合は，眼角や瞼板の最上部の皮膚をメスで鋭的に少し挙上すると容易になることがある。これは15番メスで瞼板と皮膚の間を切離することで簡単に行える。この場所には分割面があり組織の分離は容易である。瞼板を鑷子で持ち，腱の断端か瞼板の外側縁かに縫合糸を通し，しっかりした組織を拾って接合させる(図3-15A, B)。下瞼板を縫合糸で十分量拾って確保してから，外眼角靱帯の上束や眼瞼裂に相当する眼窩外側縁の骨膜に針をかける。

外眼角靱帯の大部分は眼窩縁の3~4 mm後部の眼窩結節に付着する。眼角切開のあとでも眼角靱帯の上束は眼窩結節に付着している。下眼瞼を眼球に接触させるために眼窩縁のできるだけ後方深くに縫合を置く必要がある。縫合が適切でないと眼瞼は側方で眼球に接触せず，不自然な外観になる。

したがって，縫合針ははるかに後方かつ上方を通して腱の上束を確実に捉えねばならない。眼角靱帯の上束を同定するためにまず切開内に小さな有鈎鑷子を入れる(図3-15C)。次いで鑷子を眼窩外側縁の内側に沿わせて数mm進め，上束の線維が集まっている部に至る。腱を把持して針を通す(図3-15D)。両縫合端をしっかり引き合わせて，靱帯組織にきっちり接合し固定するようにする。結膜が閉創されるまで，この縫合は緩めたままにしておく(図3-15E)。

結膜は6-0吸収性糸の連続縫合で閉じるのがよい(図3-15F, G)。縫合糸端は埋没させて置いてよい。下眼瞼牽引筋腱膜は結膜と緊密に隣接しているため層ごとに閉じたときに適切に再接合されるので，これを再付着しようとしてはならない。

下眼角固定術の縫合糸を締めて結び下眼瞼を所定の位置に引く(図3-15H, I)。

最後に，皮下縫合を行ってから6-0の皮膚縫合で水平な外眼角切開を閉じる(図3-15J)。

3 経結膜アプローチ

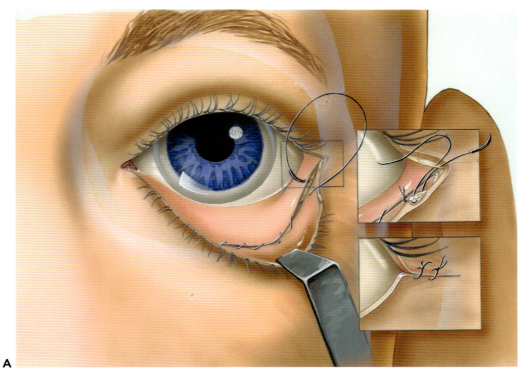

図3-15 結膜切開と下眼角固定術切開の閉鎖。A：下眼角固定術切開に縫合糸をかけたところ（上側の挿入図）。
（続く）

第2部　眼窩周囲の切開

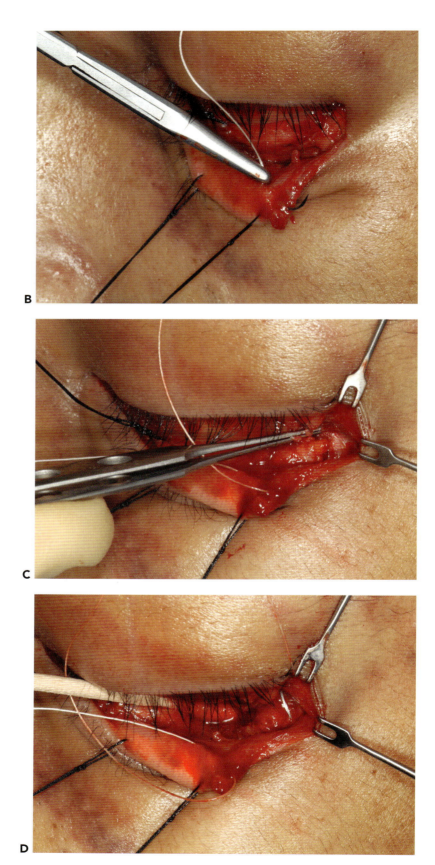

図3-15（続き）　結膜切開と下眼角固定術切開の閉鎖。B：縫合糸を下瞼板の切断縁に置く。C：鑷子で外眼角靱帯の上部を見つける。D：縫合を眼角靱帯の上束に通す。（続く）

3 経結膜アプローチ

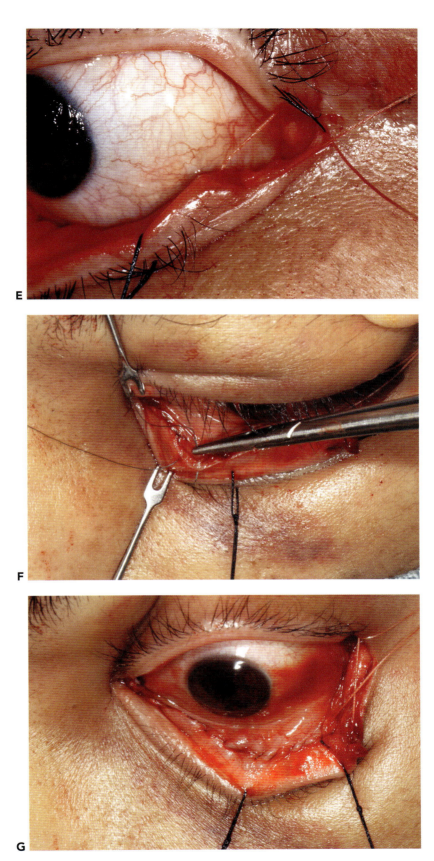

図3-15（続き） E：縫合糸は締めずにおく。F：結膜と下眼瞼牽引筋腱膜の縫合。G：結膜の縫合後で下眼角固定術の縫合を締める前の所見。（続く）

第 2 部　眼窩周囲の切開

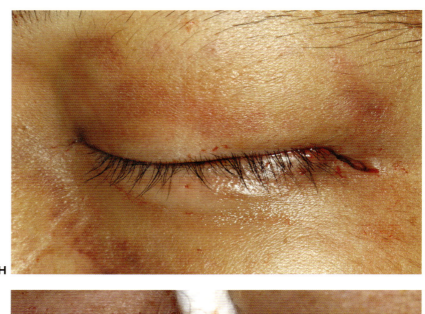

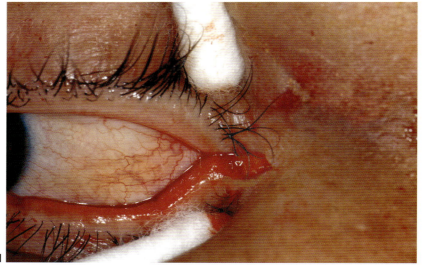

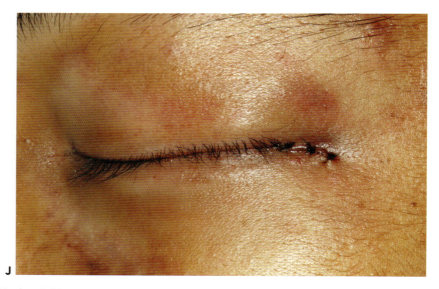

図3-15（続き）　結膜切開と下眼角固定術切開の閉鎖。**H**：眼角固定術の縫合を締めたあと。眼瞼裂の外側の外観は正常である。**I**：綿棒で組織を開けて下眼瞼の再接合を示す。**J**：皮膚縫合後。

別法：頬骨前頭部への延長経結膜アプローチ

延長経結膜アプローチextended transconjunctival approachで眼窩外側縁全体にアクセスでき、頬骨前頭縫合よりも約10〜12 mm上方まで到達できる。この広範な展開には思い切った外眼角切開とより広い下層の剝離が必要になる。さらに、外眼角靱帯の上束を付着部から剝離する必要がある。眼窩側方全体、眼窩外側縁、眼窩底、眼窩下縁へのアクセスが必要な場合にはこのアプローチが有用である。

延長経結膜アプローチの切開は標準的経結膜アプローチと全く同じであるが、切開を自然なシワに沿ってさらに1〜1.5 cm側方に延ばす。眼瞼裂から側方に延びる自然の皮膚のシワがない場合、延長切開を単純に横方向あるいはわずかに上方に向ける。

眼窩外側縁全体の骨膜上切離を頬骨前頭縫合の上方まで行う。切離を進めるにつれて眼輪筋と外眼角靱帯の表層部を引いて避ける。

組織を避けておいて、骨膜上切離で到達した最高点から眼窩外側縁の中央で骨膜を切開する。骨膜切開は、眼窩底と眼窩下縁への標準的なアプローチと同様に行う（→49頁参照）。骨膜下剝離ではすべての組織を眼窩底と眼窩外側壁から剝がす。眼窩側方を深く広く骨膜下剝離すると組織を避けることができて頬骨前頭縫合を展開できる（図3-16）。

このように広く展開・遊離すると閉創時に注意が必要で、眼窩内の組織と外眼角を解剖学的位置に再固定する必要がある。

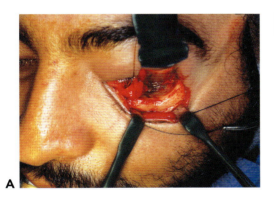 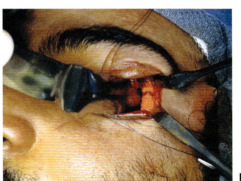

図3-16　延長経結膜アプローチで得られる展開程度を示す。A：眼窩底の展開。B：眼窩側壁と頬骨前頭縫合の展開。

眼窩内側への経結膜アプローチ（経涙丘アプローチ）

　眼窩の内側壁には，眼球の鼻側の結膜を介してアプローチできる．このアプローチでは，はじめの切開が涙丘を通るため，一般に"経涙丘"アプローチ transcaruncular approach と呼ばれてはきたが，切開を涙丘のすぐ外側方に置く術者もある．

　左眼でいうと，経涙丘アプローチでは下斜筋のある6時の位置から滑車と上眼瞼挙筋腱膜がある11時の位置までの眼窩内側部には脆弱な構造は存在しない．したがって，入り口の切開がわずか12 mmしかなくても骨膜下で眼窩上壁から眼窩下縁に広くアクセスすることができる．

　眼窩内側部分に対する経結膜アプローチの利点は，局所皮膚切開も冠状切開アプローチも不要なことである．得られるアクセスは，ほとんどの再建操作には十分なものである．結膜切開を眼窩底に沿って拡大することにより，ひとつの切開を通して内壁，眼窩底，外側壁の完全な展開が可能である．

手術解剖

　経涙丘アプローチの背景にある眼窩の内面の解剖学的構造は複雑であるが，適切に切離すればそのほとんどを避けていける．内眼角靱帯 medial canthal tendon が内眼角部の解剖のキー構造である．内眼角靱帯の側方部分は弾性があって涙小管 lacrimal canaliculus を支え，その後分岐して前束，上束，後束に分かれ，これらのすべてが涙嚢筋膜 lacrimal sac fascia に合する（第2章参照）．

　眼輪筋 orbicularis oculi の隔膜前部には表在付着と深部付着がある．表在付着は内眼角靱帯の前束に由来し，深部付着は涙嚢の筋膜由来である．眼輪筋の瞼板前部は内眼角靱帯の前束に前方線維を出し，後方の線維は涙嚢の後壁を覆って後涙嚢稜に付く（図3-17）．この後方線維は涙嚢部または Horner 筋として知られる特に重要な構造を形成し，眼瞼を眼球にぴったり沿わせる作用を持つ．Horner 筋を障害すると眼瞼の内側部分が眼球から前方に離れる原因になる．

　内眼角靱帯の前束と後束の間には涙点からの涙液が流入する涙嚢がある．ここは涙嚢窩 fossa for lacrimal sac と呼ばれ，前／後涙嚢稜 anterior/posterior lacrimal crest という骨の構造で区画されている（図3-17）．涙嚢窩は下方で骨鼻涙管 bony nasolacrimal duct に続いている．涙嚢は上方には内眼角靱帯のわずかに上まで延びる．

3 経結膜アプローチ

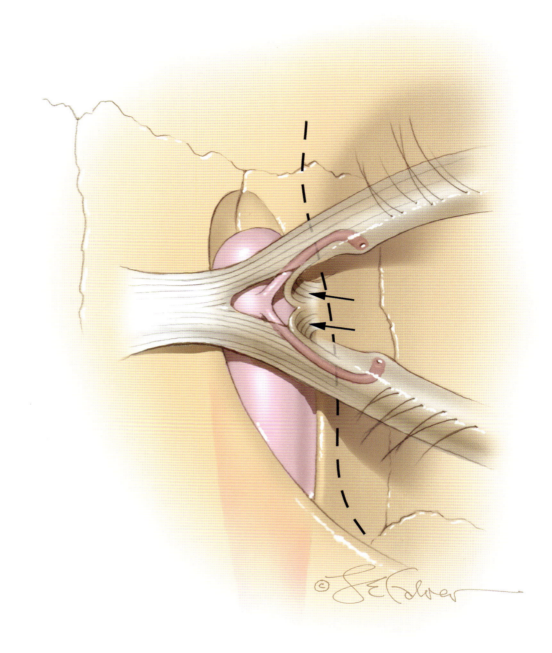

図3-17 眼窩の骨膜切開（破線），骨解剖，眼瞼の縁，涙液排液系，およびHorner筋（矢印）の関係を示す。骨膜の切開は示した構造すべてより後ろに置く。

眼窩内側部分への経涙丘アプローチでは，表面解剖が特に重要である（図3-18）。半月ヒダsemilunar foldは結膜の内側部分にある，狭くて血管の多い三日月形のヒダである。その外側は自由縁で眼球結膜とは分離している。涙丘 lacrimal caruncleは，半月ヒダの下内側に付着した肉質で角化した脂腺性の組織の小さな高まりである。その内側に総涙小管がある。

涙丘の深部に筋膜が集合する。これは内眼角靱帯と連続しておりHorner筋，眼窩隔膜の内側，下眼瞼牽引筋腱膜の内側，Tenon囊の前部などの前方付着部となる。

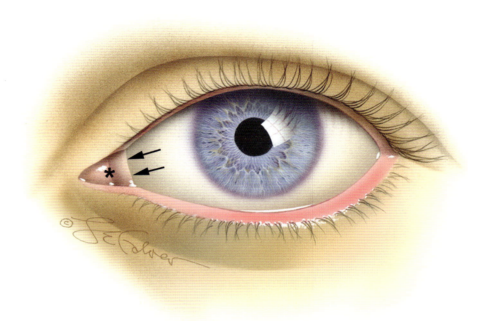

A

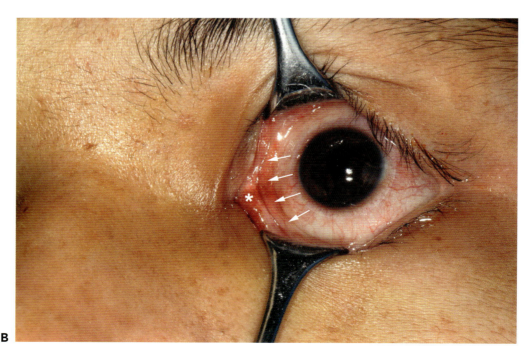

B

図3-18　A，B：眼の表面局所解剖を示す。＊は涙丘の位置。矢印は半月ヒダの位置。（続く）

Horner筋と眼窩隔膜内側部は後涙嚢稜の直後の眼窩骨膜に入る。これらの筋膜の延長部がある層は手術に有用で，内直筋を後側方に避け，涙液排液系を前内側に避ける有効な経路である。涙丘とこの線維の密な部位を切るとHorner筋のすぐ後ろに自然に存在する解剖学的な面を通る。Horner筋は，この出血のない安全な層と涙嚢の間の緩衝帯になっている。

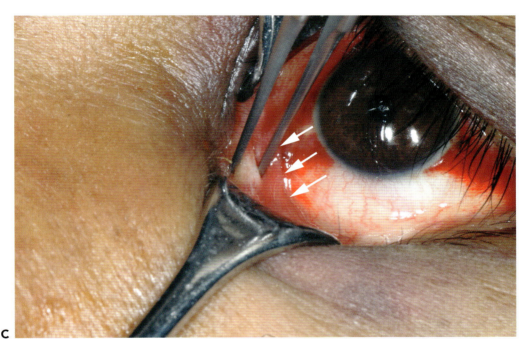

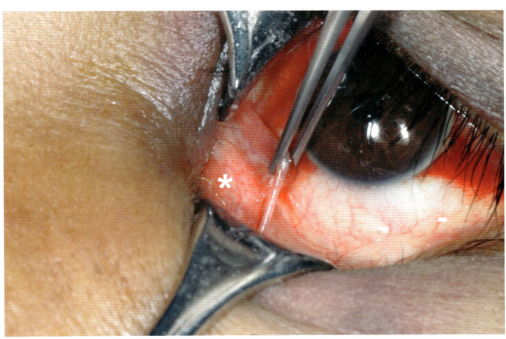

図3-18（続き） C：鑷子で涙丘を把持している。矢印は半月ヒダの位置．D：鑷子で半月ヒダを持ち上げている。*は涙丘の位置。

手術手技

ステップ1 血管収縮薬の注射

止血のために眼窩内側部に血管収縮薬を注射する。結膜または眼瞼のすぐ鼻側の皮膚から薬液を注入する。涙丘と半月ヒダの結膜に薬液を浸潤させてもいいが，そうするとこの構造が歪み，切開位置の設定が難しくなることがある。結膜に薬液を注射したときは薬液が周辺に拡散するまで7～10分待つ必要がある。

ステップ2 経結膜切開

涙点や涙小管を損傷しないように注意しながら，上下眼瞼を牽引縫合糸や静脈鉤あるいはDesmarres（デマル）鉤で避ける。可撓性のJaeger Lid Plate® を内側眼瞼囊に挿入して眼球を外側に引く。これにより眼瞼と眼球間が開き，切開が容易になる。この鉤で眼球に後方への圧を緩やかにかけると同時に不注意に切り込まないよう眼球を保護し，涙丘を平坦化して切開部がよく見えるようにし，さらにはこの部の眼球円錐外の眼窩脂肪を後方に圧排する。

涙丘の側方にある半月ヒダを避けることが重要である。Stevens剪刀かWestcott剪刀を用いて涙丘の外側1/3と結膜を通る長さ12～15 mmの垂直な切開を行う（図3-19）。あるいは，涙丘のすぐ外側を切開してもよい。結膜部の切開は上眼瞼挙筋腱膜の高さまで延ばせる。

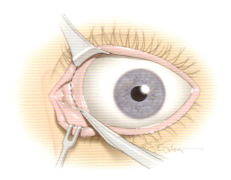 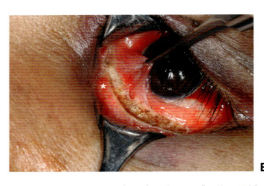

A **B**

図3-19 結膜内側の切開。**A**：切開に剪刀を使用する。涙丘のすぐ横の切開線（破線）と半月ヒダの位置関係に注意。**B**：針状電気メスでの切開。鑷子で半月ヒダを把持して引いている。＊は涙丘の位置。

ステップ3 結膜下切開操作

涙丘のすぐ深部にある厚い線維層を後内方に向かって切離して後涙嚢稜のすぐ後ろを目指す。Horner筋に沿って切離すれば自然にその付着である後涙嚢稜に向かう。彎曲したStevens剪刀（図3-20）の先端やFreer剝離子で後涙嚢稜を触れる。器具の先端を前後に滑らすと後涙嚢稜を識別しやすい。

剝離は後涙嚢稜の後側でなければならない。後涙嚢稜のすぐ後ろの眼窩内側壁に可撓性の鉤または骨膜起子をきっちりと当てる。これで切離面を明確にし，剪刀で切離する。剪刀をそっと広げて，後涙嚢稜のすぐ後ろの眼窩骨膜を露出する。剝離面はHorner筋の後面に沿う。眼窩内側を露出するように剪刀を広げておいて，可撓性の鉤を挿入してから剪刀を抜くように操作する。

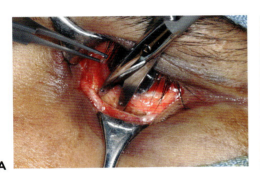 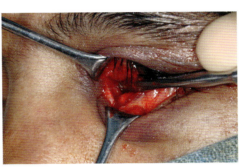

図3-20 結膜深部の切離。**A**：結膜切開を眼窩内壁に向かって広げるように剪刀を使う。**B**：剪刀やFreer剝離子の先端で後涙嚢稜を触れ，これとHorner筋の後方に向かって切離していることを確認する。

ステップ4　骨膜切開と術野展開

　後涙嚢稜沿いの眼窩骨膜をメスや針状電気メスで上方から下方に切開するか，剪刀の尖端で広げるようにして展開する（図3-21）。この切開は後涙嚢稜に付くHorner筋のすぐ後ろに置く。内側壁の骨膜下切離は骨膜剥離子で行う。前方を広く開くために，眼窩骨膜を上下に剥離すると眼窩底から眼窩上壁にかけての内側壁が展開される（図3-22）。前・後篩骨動脈は簡単に同定，焼灼，切断できる。可撓性の鉤を内側壁に沿わせて深く進めてから引くと内側壁が露出する。

ステップ5　閉創

　眼窩骨膜の閉鎖は必須でないうえに非常に困難である。結膜と涙丘を6-0吸収性糸で縫合修復することで，眼瞼癒着，炎症性肉芽，眼窩脂肪脱出を予防するのがよい。

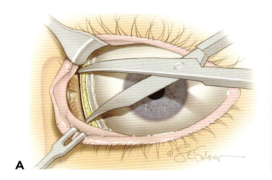
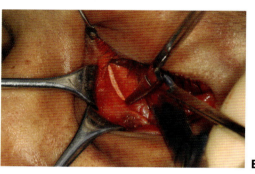
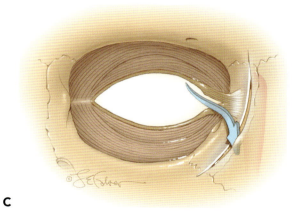

図3-21　骨膜切開。A，B：眼窩内側壁に沿って剪刀で骨膜を開く。C：左の眼窩の内側から外方向を見て切離の経路を図示した。骨膜切開はHorner筋の後方で行うことに留意。

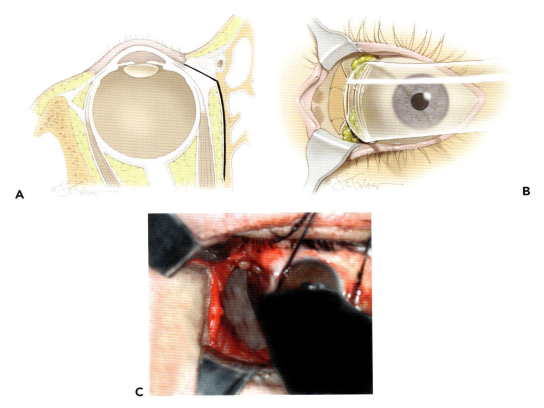

図3-22　眼窩内側壁の展開。A：眼窩内側壁に沿った切開経路。B, C：内側壁が明示されている。

経結膜アプローチとの併用

　経涙丘アプローチは，眼窩内側壁単独の手術にも，経結膜隔膜後アプローチとの併用による眼窩底への経路としても用いうる。外眼角切開はこれと関係なく併用できる（第2章参照）。これらの併用によって，眼窩内側壁，眼窩底中央部，眼窩外側壁の全体を露出できる。

　経結膜アプローチを併用して眼窩底にアプローチする場合は外眼角切開と下眼角靱帯切断術を最初に行う（第2章参照）。下眼瞼を前下方に引いて結膜の鼻側部分へのアクセスを良好にする（図3-23A）。剪刀でまず粘膜下を開いてから（図3-23B），涙丘のすぐ側方で結膜を切る（図3-23C）。上方に上眼瞼挙筋腱膜の高さまで切離を進める（図3-23D）。

第 2 部　眼窩周囲の切開

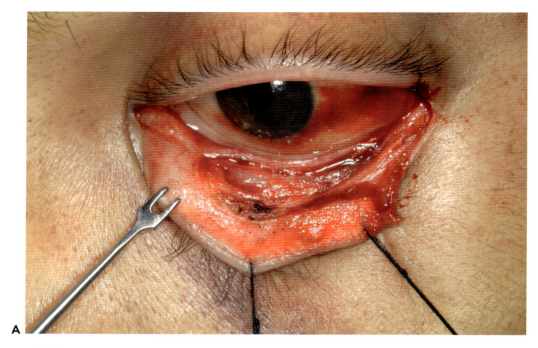

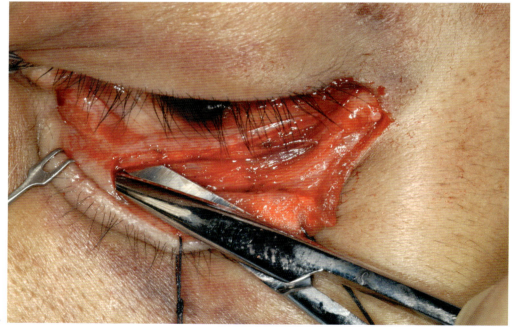

図 3-23　眼窩底への標準的な経結膜アプローチに併用した内側結膜切開を示す。**A**：外眼角切開，下眼角靱帯切断術，結膜嚢切開が行われている。下瞼が前方に引けて結膜嚢の内側面に到達できることに注目。**B**：眼球内側の結膜下を開く。（続く）

3 経結膜アプローチ

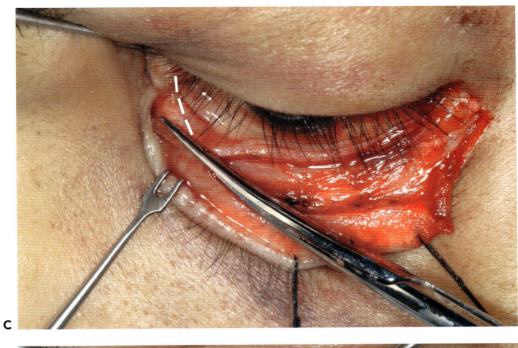

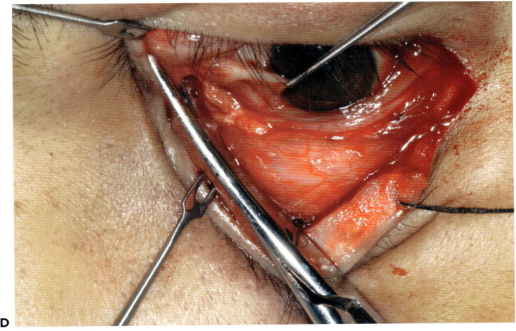

図3-23(続き)　C：剪刀で涙丘のすぐ横の結膜を切離する。D：眼窩の内側面に沿って結膜切開を上方に延長。

切離を続けると下斜筋が出る（図3-24A）。この筋は骨からの起始部で剥離しても切離してもよい（図3-24B）。切離する場合は少量の筋肉を骨に付着させておけば閉創時に筋を1糸で再接合できる。起始部で剥離した場合でも復位する必要はない。本章の前半に記述したように、この切開や切離を上内方に続けられる。

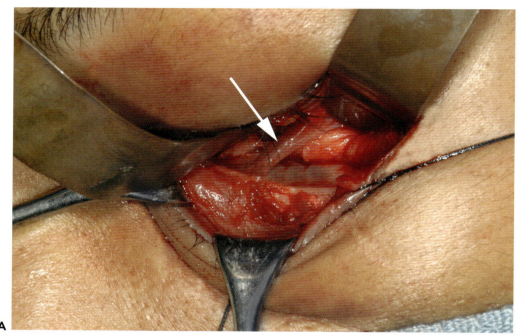

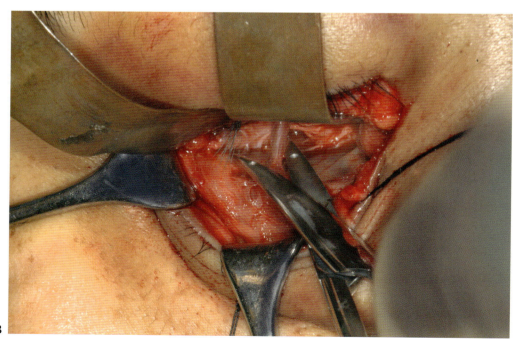

図3-24　A：下斜筋を示す（矢印）。B：剪刀でこの筋を切断する。

4 上眼窩眉毛アプローチ

手術解剖

　眉毛内の切開は眼窩上縁の外側部，前頭頬骨縫合線 frontozygomatic suture，あるいはその尾側までの簡便な到達法として，また創部が目立たないアプローチとして有用である。このアプローチには注意すべき重要な神経血管構造は存在しない。より下方への展開のために眼窩外側縁に沿って切開を延長すると，皮膚割線（最小皮膚緊張線）や"カラスの足跡 crow's foot"（眼瞼外側のシワ）に直交するようになるので避けるべきである。さらにこのアプローチは美容目的で眉毛の外側を除毛している女性にも不適切である。これらの理由により，上眼窩眉毛アプローチ supraorbital eyebrow approach は眼窩外側縁の骨折線が通常より頭側に位置している男性症例以外では推奨されない。このアプローチの最大の欠点は術野が制限されることと，眉毛内や外側に切開を延長した場合に瘢痕が目立つことなどである。

　上外側の眼窩縁へのアプローチとしてよく用いられる切開は眉毛切開 eyebrow incision である。重要な神経血管構造がないということ以外にも，本アプローチは簡単で迅速に前頭頬骨縫合領域にアクセスできる利点がある。もし切開を完全に眉毛内にとどめれば瘢痕はほとんど目立たないが，時に脱毛が生じ瘢痕が目立つこともある。残念ながら眉毛が眼窩外側縁に沿って外側下方に伸びていない症例には本アプローチは理想的ではない。このような場合，眉毛より外側の切開はとても目立つため，他のアプローチを検討すべきである。本アプローチの最大の欠点は，展開が極端に制限されている点である。

手術手技

ステップ1　血管収縮薬の注射
　止血目的で血管収縮薬入りの局所麻酔薬を眼窩外側縁上の皮下に注射する。

ステップ2　皮膚切開
　眉毛は剃毛しない。2本の指を眼窩縁の両側に置いて皮膚を広げ，眉毛外側端を越えない範囲で2 cm以上の切開を加える。切開は眉毛の毛流に平行に行い，毛根の損傷を避ける。切開は骨膜の深さまでとする（図4-1）。この層であれば皮膚は自由に動かすことができる。
　切開をより前方に眼窩上神経まで広げることもできる。しかし，眼窩縁に沿って下方に切開を延長すると皮膚割線を横切るようになり，瘢痕が目立つ結果となるので避けるべきである。もし下方への延長が必要な場合には，皮膚のみの切開を"カラスの足跡"のシワに入るように

第2部　眼窩周囲の切開

小さく緩やかに90°曲げる。顔面神経の損傷リスクがあるのでより頭側への延長は控え，下方への延長も外眼角から6mm以上頭側までにとどめるべきである。

> **ステップ3** 骨膜切開

骨膜上層の剝離後，皮膚を翻転して手術対象部位の骨膜を鋭的に切開する（図4-2）。

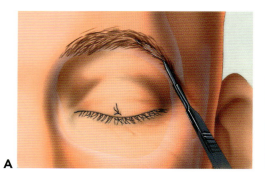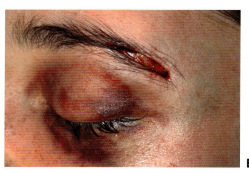

図4-1　A：眉毛の範囲内の切開線を示す。皮膚，皮下組織を骨膜の付近まで一気に切開する。B：切開が眉毛内に限定されていることに注目。

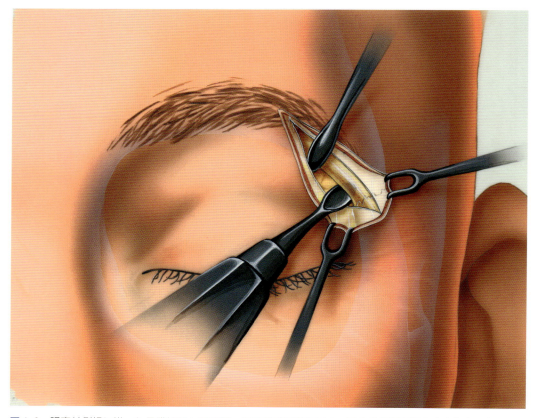

図4-2　眼窩外側縁に沿った骨膜切開と涙腺窩への骨膜下剝離を示す。この部の眼窩縁のすぐ後方は陥凹面であるので，後方に進む場合は骨膜剝離子を外側に向けて剝離を進める。

ステップ4 眼窩外側縁と眼窩外側壁の骨膜下の剥離

先端の鋭利な2つの骨膜剝離子を用いて眼窩外側縁の外側，内側（眼窩内），症例によっては後方（側頭面）を露出する（図4-2）。皮膚と骨膜を広く剥離すると組織は下方へと展開でき，眼窩外側縁の下方へと進むことができる。とはいえ，このアプローチでの展開には限界がある（図4-3）。骨膜下のレベルで操作する限り，重要な構造を損傷することはない。

ステップ5 閉創

各層を合わせて創を閉鎖する。

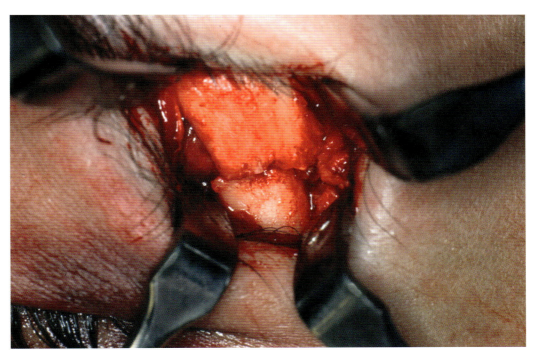

図4-3　切開を眉毛の範囲にとどめた場合，このアプローチでの術野の展開は限定的である。

5 上眼瞼アプローチ

　眼窩の上外側縁に対するアプローチは上眼瞼アプローチ upper eyelid approach が最も直接的かつ整容的に満足できるものである。これは眼瞼形成術切開，重瞼術切開，瞼板上切開とも呼ばれる。

▶ 手術解剖（訳注：白人の解剖の記述でありアジア人とは異なるところがある）

上眼瞼

　上眼瞼 upper eyelid の矢状断面は少なくとも5つの異なる層，すなわち眼窩隔膜 orbital septum より上層では皮膚，眼輪筋 orbicularis oculi があり，上眼瞼挙筋腱膜 levator palpebrae superioris aponeurosis（以下，挙筋腱膜）より下層では Müller筋/瞼板複合体 Müller muscle/tarsus complex，結膜 conjunctiva で構成される（図5-1）。上眼瞼と下眼瞼の皮膚，眼輪筋，結膜は類似しているが，上眼瞼には挙筋腱膜と Müller筋が存在する点で異なる（第2章参照）。

眼窩隔膜/挙筋腱膜複合体　眼輪筋の深層には眼窩隔膜/挙筋腱膜複合体 orbital septum/levator aponeurosis complex が存在する。眼窩隔膜が瞼板 tarsus に付着している下眼瞼と異なり，上眼瞼の眼窩隔膜は下方に広がり，眼瞼縁の10〜15 mm上方で挙筋腱膜に連続する。上眼瞼挙筋は通常，上眼窩の眼球赤道付近で腱膜へと移行する。腱膜は前方へ広がり瞼板前面の上方1/2〜2/3に付着する。挙筋腱膜の一部は上眼瞼の下方の皮膚につながっている。眼窩隔膜後方に位置する挙筋腱膜は上眼瞼挙筋自体より幅広く，内側と外側に延びる部位を角 horn, cornu という。挙筋腱膜の外角は明瞭で，涙腺前方部に食い込んで涙腺を薄い眼瞼部と厚い眼窩部に分けている。外角は眼窩外側壁の眼窩結節（Whitnall結節）に付着している。比較的弱い挙筋腱膜の内角は眼窩隔膜と内側の制動靱帯 check ligament に連続している。
（訳注：瞼板上縁に瞼板挙筋と Müller筋が付き，その外表側に，瞼板の外表面の上半分くらいまでに上眼瞼挙筋の腱膜が付くとの記述が多い）

Müller筋/瞼板複合体　挙筋腱膜の下層にある Müller筋（上瞼板筋 superior tarsal muscle）は上方から瞼板につながり，瞼板は眼瞼縁に沿って広がる。Müller筋は平滑筋で交感神経支配を受ける上眼瞼の挙上筋である。Müller筋は挙筋腱膜の内側面（下面）から起始し，上瞼板の上面（端）に付着する。上瞼板は薄く軟らかい線維軟骨様の構造で，上眼瞼を支持し形態を与えている。

第2部　眼窩周囲の切開

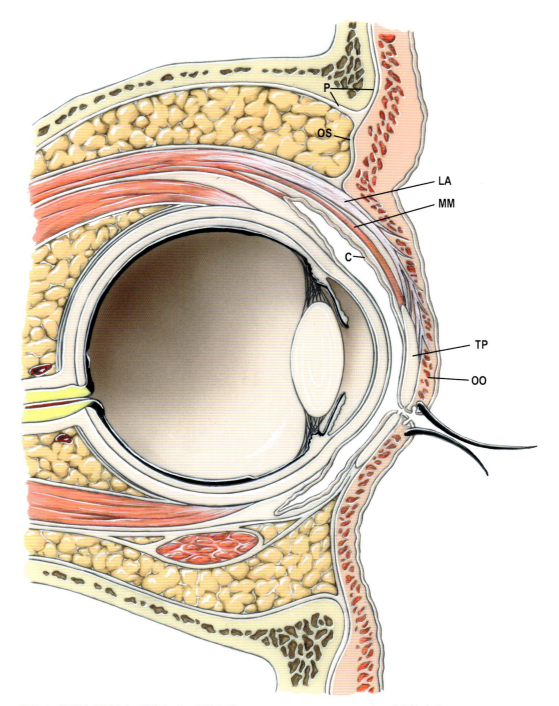

図5-1　眼窩と眼球の矢状断面。C：眼瞼結膜palpebral conjunctiva，LA：上眼瞼挙筋腱膜levator palpebrae superioris aponeurosis，MM：Müller筋Müller muscle，OO：眼輪筋orbicularis oculi，OS：眼窩隔膜orbital septum，P：眼窩骨膜periorbita，TP：瞼板tarsal plate（tarsus）。

　瞼板には瞼板腺tarsal glands（Meibom腺）と呼ばれる大きな脂腺が埋め込まれている。瞼縁側の瞼板縁は瞼縁に平行であり，瞼板上縁は曲線を描くため，上瞼板は三日月のような形状である。上瞼板は眼球表面に沿って前方にも曲線を描く。瞼板の最大幅は上眼瞼のほうが大きく約10 mmであり，下眼瞼では4〜5 mmである（図2-6A, B→13頁）。

上眼瞼の線維軟骨層に挟まれた瞼板腺は，睫毛の毛嚢近くの瞼縁に開口する。睫毛は瞼板前面の眼輪筋ではなく，瞼板の線維組織に付着した毛根によって支えられている。瞼板は外側では線維束状となって下眼瞼からの同様の構造と合流して，外眼角靱帯 lateral canthal tendon を形成する。内側でも同様に線維性になり，後方に上涙小管を守りながら内眼角靱帯 medial canthal tendon を形成する。

手術手技

ステップ1　眼球保護

　眼窩周囲の手術中は眼軟膏の塗布と一時的な眼瞼縫合や強膜保護板などを用いて角膜を保護する。

ステップ2　切開線の設定とマーキング

　重瞼線が不明瞭な場合，瞼板上方の溝に沿って眼窩外側縁の外側まで切開線をデザインする。強く腫脹している場合には健側の重瞼線を想定して参考にする。皮膚切開は眼瞼形成術の頭側の切開線に該当し，実際にはその外側1/3〜1/2を用いる（図5-2）。この切開線は手術に応じて外側に延長でき瞼縁から少なくとも10 mm以上頭側から開始し，切開を外側に進めて外眼角部では6 mm頭側を通るようにする。皮膚切開線のマーキングは，血管収縮薬の局所注射によって軟部組織が腫脹する前に行う。

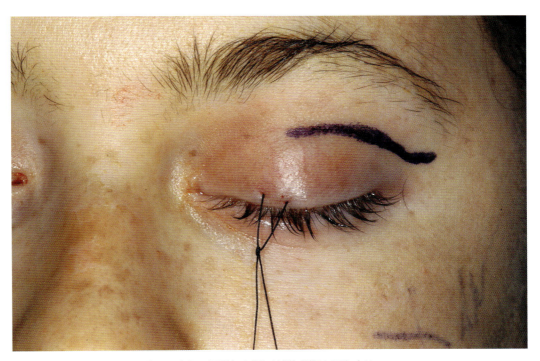

図5-2　皮膚切開線を示す。必要に応じて切開をさらに外側に延長してもよい。

第2部　眼窩周囲の切開

ステップ3 血管収縮薬の注射

切開予定線に沿って血管収縮薬入り局所麻酔薬を眼瞼皮下，眼輪筋下に注射する（図5-3）。血管収縮薬は展開予定部位の骨膜上にも追加注射する。

ステップ4 皮膚切開

理想的には皮膚と眼輪筋を一気に切開するが（図5-4），実臨床では皮膚切開を行い剪刀で眼輪筋を切離することが多い（図5-5）。皮膚と眼輪筋を一体として挙上すると，皮膚への血流が温存されて良好な創傷治癒が得られる。

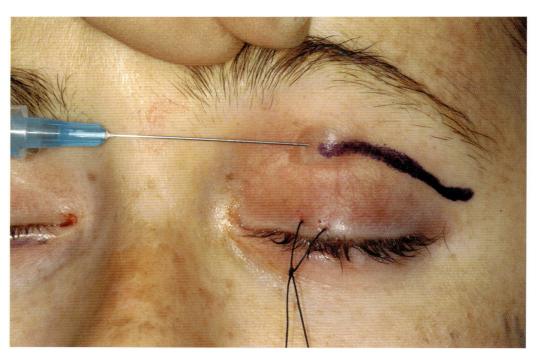

図5-3　血管収縮薬入り局所麻酔薬の眼輪筋下層への局所注射を示す。

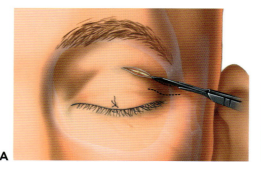 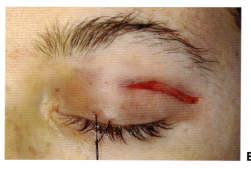

図5-4　**A**：皮膚と眼輪筋の切開部位を示す（上の破線）。これは上眼瞼形成術の皮膚切開と同じである。もう1つの切開部位はその下の破線である。**B**：皮膚と眼輪筋の一部が切離されている。この部の眼輪筋の厚さには個人差がある。

5 上眼瞼アプローチ

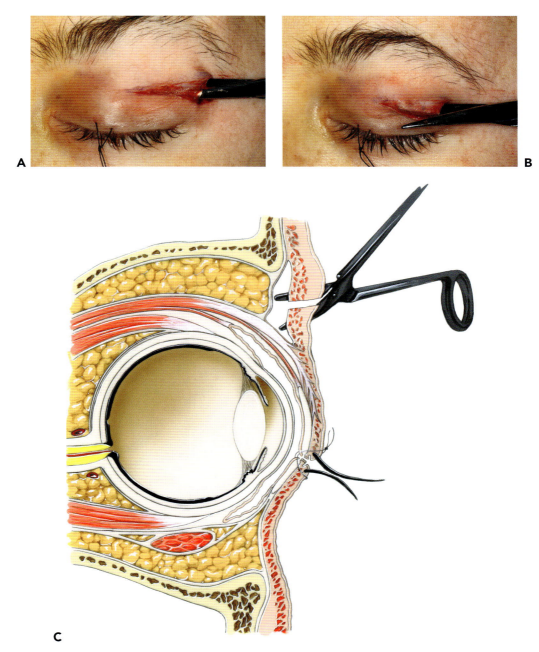

図5-5 残りの眼輪筋の切離を示す。まず筋層下で剪刀を広げ（**A**），切開する（**B**）。眼窩と眼球の矢状断図（**C**）で，下方へは眼輪筋と上眼瞼挙筋腱膜の間，上方へは眼輪筋と眼窩隔膜との間の剥離を示す。

ステップ5 皮膚筋肉弁下の剥離
皮膚眼輪筋直下を上方と外側に，必要に応じて内側に向けても剪刀を用いて切離する（図5-6）。眼窩縁上を切離し眼窩骨膜を露出する。

ステップ6 骨膜切開
皮膚筋肉弁を翻転し術野を露出する。眼窩縁の中央に沿ってメスで骨膜を切開する（図5-7）。

ステップ7 眼窩外側縁から眼窩外側壁の骨膜下の剥離
骨膜剥離子を用いて眼窩と眼窩縁の骨膜下の剥離を行う（図5-8）。この際，眼窩の上外側の深く陥凹した涙腺窩に注意する。眼窩外側縁から眼窩内に向けて骨膜下で剥離を進める際は，骨膜剥離子を眼窩外側縁の内側に向けるように剥離子を操作する。骨膜を損傷すると涙腺が術野に逸脱してくる。

このアプローチにより眼窩外側縁に，あるいは眼窩の外側壁や上壁にも容易にアクセスできる（図5-9）。

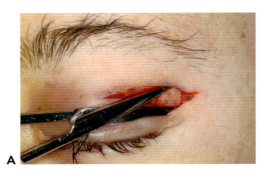 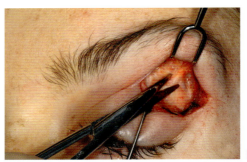

図5-6　A：剪刀を用いて，眼窩上縁から外側縁にかけての眼輪筋下層を切離する。B：骨膜上の結合織を剪刀の尖端で切って骨膜を露出する。

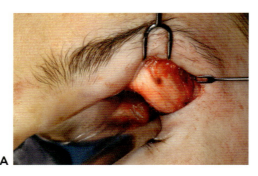 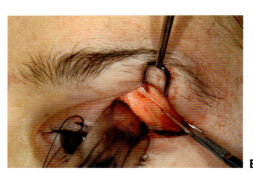

図5-7　A：眼窩縁の骨膜上剥離を示す。B：眼窩縁に沿って骨膜を切開する。

5 上眼瞼アプローチ

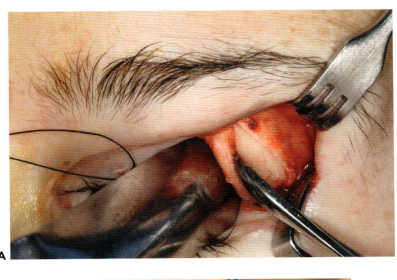

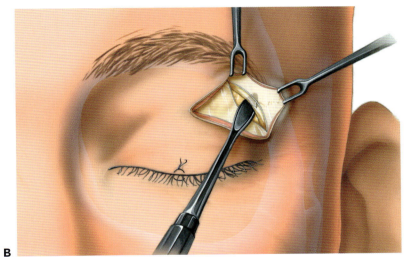

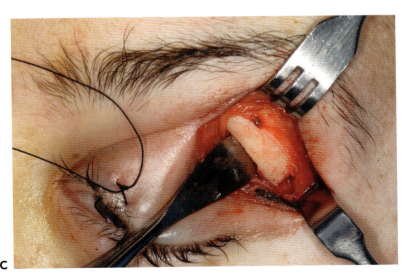

図5-8　A：骨膜剝離子で眼窩縁の骨膜を剝離する。B, C：眼窩内の剝離。骨膜剝離子の先端を常に骨に当てて眼窩内に進める。外側を広く剝離して，皮膚−眼輪筋弁を展開しやすくする。

第 2 部　眼窩周囲の切開

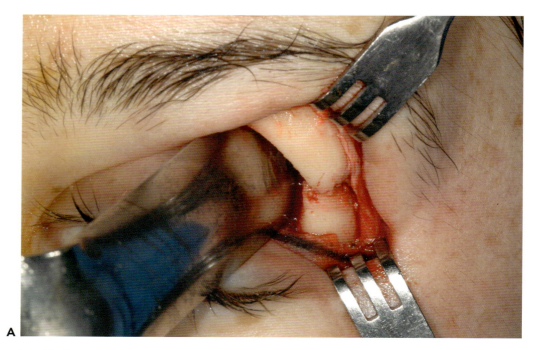

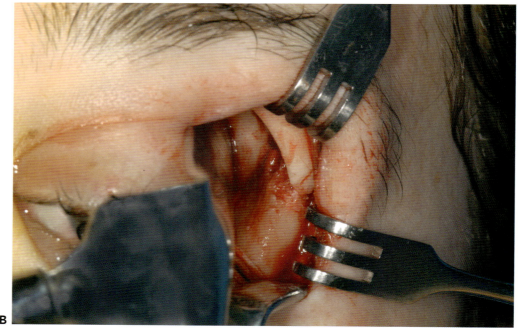

図5-9　A：眼窩外側縁と前頭頬骨縫合部。B：眼窩上外側壁。

5 上眼瞼アプローチ

ステップ8 閉創

閉創では骨膜（図5-10），筋肉（図5-11），皮膚（図5-12）の3層を閉鎖する。術後の骨上の軟部組織の菲薄化を予防するには，眼窩縁を覆うように眼輪筋を縫合することが特に重要である。

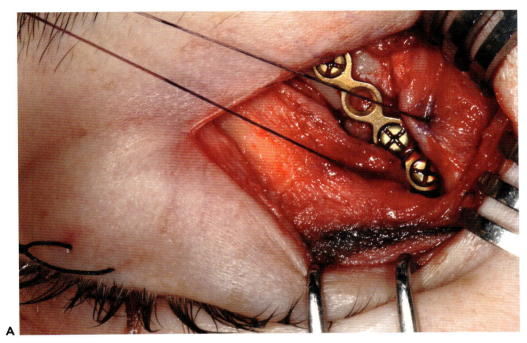

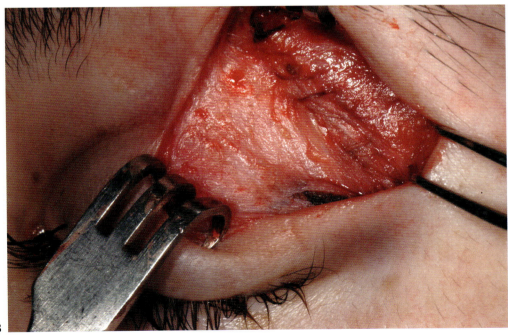

図5-10　骨膜縫合を示す。3-0合成吸収性縫合糸で眼窩縁上の骨膜を密に縫合する。A：縫合前，B：縫合後。

第 2 部　眼窩周囲の切開

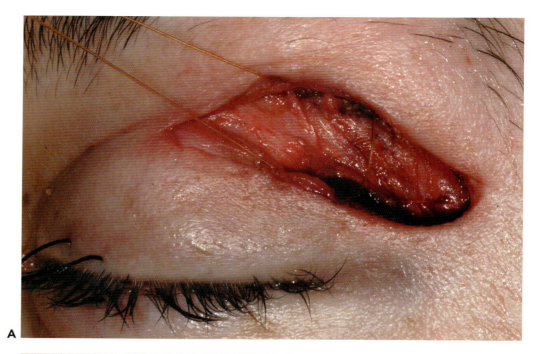

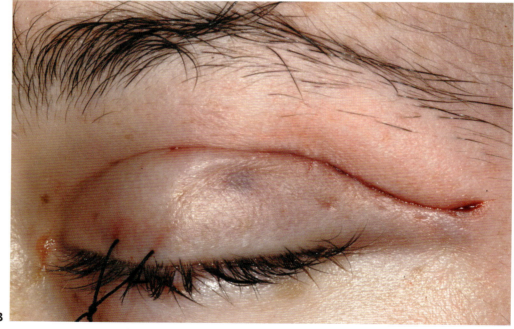

図 5-11　眼輪筋の縫合。A：4-0 吸収性糸で眼輪筋の断端を縫合する。B：4〜5 針の縫合で創は寄せられる。

5 上眼瞼アプローチ

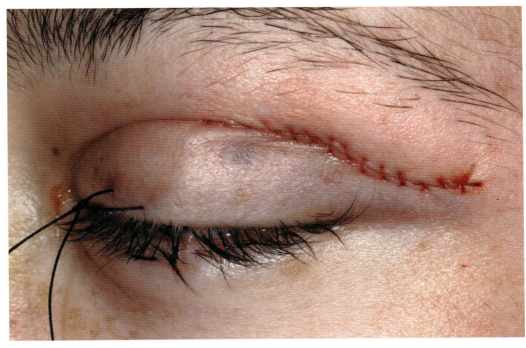

図5-12　6-0の速吸収性縫合糸で皮膚を縫合する。

第3部

冠状切開アプローチ

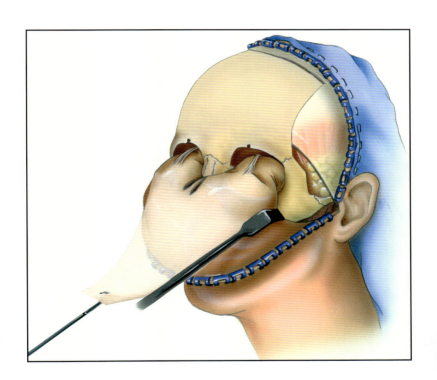

6 冠状切開アプローチ

　冠状切開 coronal incision または両側頭切開 bitemporal incision は，頬骨弓を含む顔面骨の上部から中部への有用な外科的アプローチである．このアプローチにより最小限の合併症でこれらの領域にアクセスできる[1]．このアプローチの最大の利点は，術後瘢痕が毛髪の中に隠れることである．切開線を耳前部まで延長しても，手術痕は目立たない．

手術解剖

頭皮の層

　頭皮の層（図6-1）は"SCALP"と覚えるとよい．S（skin；皮膚），C（connective tissue；結合組織＝subcutaneous tissue；皮下組織），A（aponeurosis and muscle；腱膜と筋肉），L（loose areolar tissue；疎性結合織），P（pericranium；頭蓋骨膜）である．

　頭部の皮膚と皮下組織は，体の他の部位と異なり手術的に分離できない．毛包と汗腺の大部分は真皮直下の皮下脂肪の中にある．また，皮下脂肪と筋腱膜の境界は明確ではない．

　筋腱膜層は galea（正確には galea は腱膜のみを指す；帽状腱膜 galea aponeurotica, epicranial aponeurosis）と呼ばれ，左右の前頭筋 frontalis と後頭筋 occipitalis（ともに頭蓋表筋 epicranius），耳介筋群と幅の広い腱膜から構成される．帽状腱膜が真の galea であり，前頭筋から後頭筋の間の広範囲な腱膜と，側頭頭頂筋膜 temporoparietal fascia として知られる側頭部から頭頂部の間の広範囲な腱膜の2つの領域からなる．側頭頭頂筋膜は尾側では顔面の表在性筋腱膜系 superficial musculoaponeurotic system（SMAS）と連続している．左右の前頭筋は帽状腱膜から起始し，眉毛の高さで真皮下に停止する．帽状腱膜は額部正中で左右の前頭筋を分割する．

　帽状腱膜は密で，銀白色に光って見える，厚さ約0.5 mmのシート状の線維組織であり，前頭筋と後頭筋の間に広がる．帽状腱膜が動くと，帽状腱膜と密に結合する皮膚や脂肪も連動する．側頭方向の帽状腱膜（通称は側頭頭頂筋膜）は密度は下がるものの容易に剥離できる．浅側頭動脈 superficial temporal artery はこの層より上もしくはその中にある．

　帽状腱膜下の層は疎性結合織層 loose areolar layer または腱膜下層 subaponeurotic plane と呼ばれる．この層は裂けやすく，皮膚，皮下組織，筋腱膜からなる層を頭蓋骨膜から剥離しやすい．頭皮の外傷で剥脱される層はこの層である．帽状腱膜下に疎性結合織があることにより，前頭筋の収縮で皮膚が頭蓋骨膜上で自由に動く．解剖学的には帽状腱膜下の疎性結合織は独立した層として分離できるが，通常の顔面骨への冠状切開アプローチでは，この層は容易に分離できる層としてのみ理解しておけばよい．

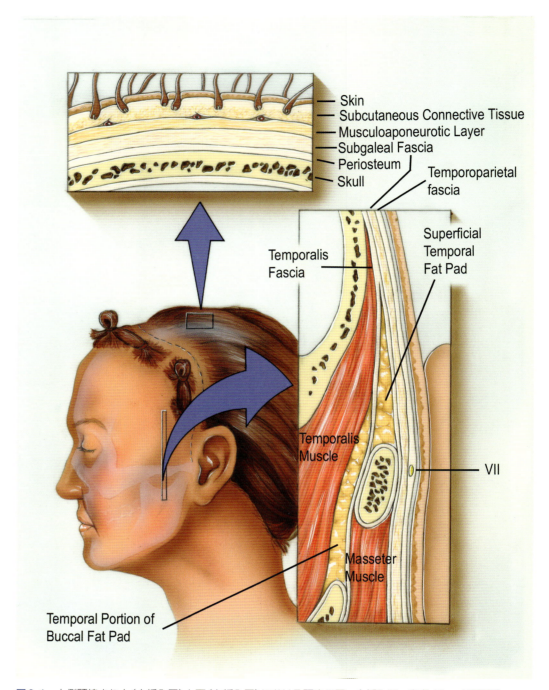

図6-1 上側頭線より上(上挿入図)と下(右挿入図)における頭皮の層。**上挿入図**：皮膚skin，皮下組織subcutaneous connective tissue，筋腱膜musculoaponeurotic layer(この図では帽状腱膜)，帽状腱膜下疎性結合織subgaleal fascia，頭蓋骨膜periosteum，頭蓋骨skull。**右挿入図**：皮膚，皮下組織，側頭頭頂筋膜temporoparietal fascia〔顔面神経(Ⅶ)の側頭枝に注目〕，帽状腱膜下疎性結合織，側頭筋膜浅層，浅側頭脂肪体superficial temporal fat pad，側頭筋膜深層，側頭筋筋体temporalis muscle，頬脂肪体buccal fat pad，頭蓋骨。

前方では，帽状腱膜下の疎性結合織は眼輪筋の深部へと連続している。側頭部では頬骨前頭突起に付着している。この疎性結合織の付着はさらに頬骨弓の上面，外耳道の上，乳様突起の表面にまで連続する。この筋膜は上項線上で骨膜と融合して終わる。

　頭蓋骨膜pericraniumは頭蓋骨の骨膜である。頭蓋骨膜は頭蓋骨から容易に剥離できるが，頭蓋縫合部では強固に付着する。骨膜下で剥離すると，頭蓋骨膜の持つ弾性によって収縮する。

側頭頭頂部の層

　側頭頭頂筋膜は皮下脂肪下の最も表層に存在する筋膜層である（図6-1）。浅側頭筋膜superficial temporal fasciaまたは頬骨上のSMASと呼ばれることが多いこの層は，帽状腱膜が側方へ広がることで形成され，顔面のSMASへと連続する（図6-2）。側頭頭頂筋膜は皮膚直下にあるため，切開後に同定するのが困難になる可能性がある。浅側頭動静脈などの頭皮の血管はこの筋膜の外側に沿って走行し，皮下脂肪に隣接する。顔面神経側頭枝などの運動神経はその深層を走行する。

　側頭頭頂部の帽状腱膜下の筋膜はよく発達した層で筋膜層として分けて挙上できるが，一般的な冠状切開アプローチでは剥離の層として使用される（図6-2）。

　側頭筋膜temporalis fasciaは側頭筋temporalisの筋膜である。この厚い層は頭蓋骨膜に結合する場所である上側頭線から起始する（図6-1）。側頭筋は側頭筋膜の深層および側頭窩全体から起始する。側頭筋膜は眼窩上縁の高さで浅層と深層に分かれ，浅層は頬骨弓外側縁に，深層は頬骨弓内側縁に付着する。この2つの層の間には浅側頭脂肪体superficial temporal fat padと呼ばれる少量の脂肪組織が存在する。側頭筋膜の深層を切開すると別の脂肪層である頬脂肪体buccal fat padが現れ，これは頬骨弓下で頬部へと連続している。厚い頬脂肪体は，側頭筋を頬骨弓および咀嚼筋群から分離することでスムーズな咀嚼運動を可能にしている。

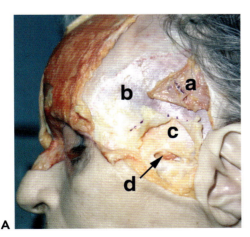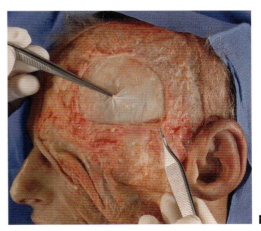

図6-2　A：側頭部の解剖。（a）側頭頭頂筋膜，（b）側頭筋膜の浅層，（c）浅側頭部脂肪体，（d）深側頭筋膜切開から見える側頭筋の筋体。（a）と（b）の間に帽状腱膜下の結合織があり，頭皮の同じ層と連続している。B：側頭頭頂筋膜（下の鑷子）と帽状腱膜下の結合織（上の鑷子）。皮膚および皮下組織は取り除いている。

顔面神経側頭枝

顔面神経側頭枝 temporal branches of facial nerve は，睫毛上に達すると前頭枝 frontal branches と呼ばれることが多い。この神経は前頭筋，皺眉筋，鼻根筋，眼輪筋の一部の運動神経である。神経損傷をきたした場合，眉毛挙上や額部のシワ寄せができなくなる。

顔面神経側頭枝は，頬骨弓直下で耳下腺から離れる（図6-3）。耳珠の5 mm下方の点から眉毛側方15 mmの点へ走行するのが一般的である[2]。外耳道前縁から平均20 mm前方で頬骨弓表層を横切るが，8～35 mmの場合もある（図6-4）[3]。側頭枝が頬骨弓の外側表面を横切るということは，この神経は側頭頭頂筋膜の深層に沿っていて，頬骨弓の骨膜と側頭筋膜と帽状腱膜下の結合織が複合した層の表面を走行する（図6-1）。神経が前頭筋に向かって前上方に走行するにつれて側頭頭頂筋膜の直下に位置するようになり（図6-5），眼窩上縁より20 mm以内で前頭筋に入る。側頭枝は通常この走行に沿い3～4本に分岐する。前方の枝（前頭枝）は眼輪筋の上部や前頭筋を支配し，後枝は前耳介筋を支配する。

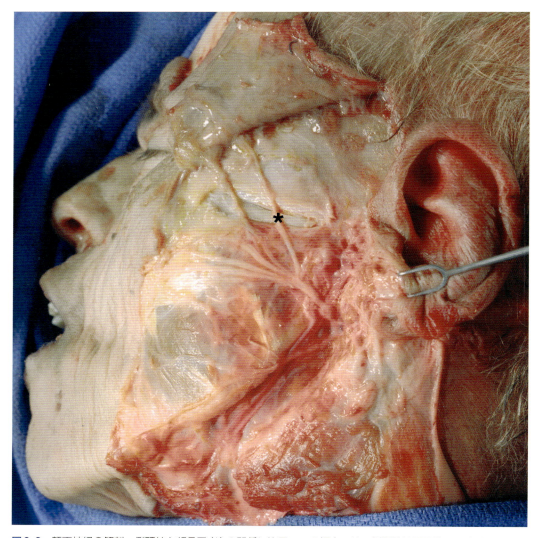

図6-3　顔面神経の解剖。側頭枝と頬骨弓（*）の関係に注目。この標本では，側頭枝は顎関節の関節結節直前で交差している。

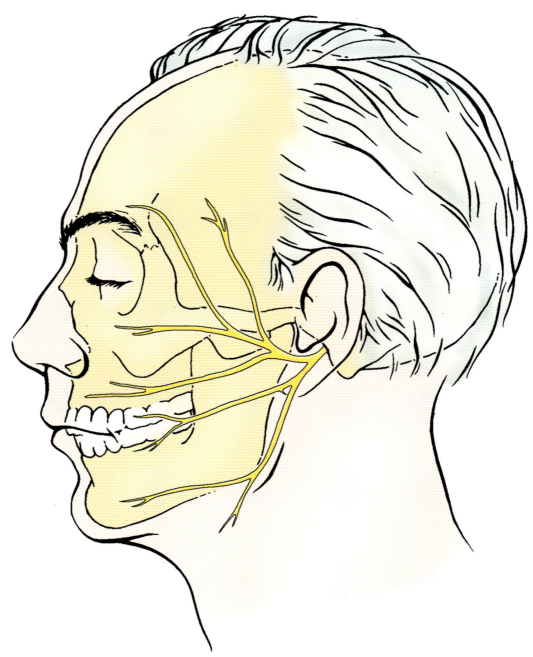

図6-4 顔面神経の枝。側頭枝と頬骨弓の交差は，外耳道前縁から8〜35 mmである。

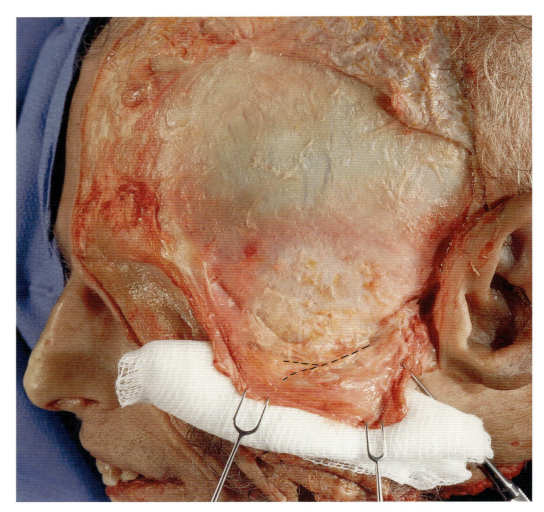

図6-5 側頭頭頂筋膜と頬骨弓との関係で示した顔面神経側頭枝の解剖。側頭頭頂筋膜は下方に牽引している。顔面神経の側頭枝は，側頭頭頂筋膜と側頭筋膜の表層が頬骨骨膜と融合した層で，側頭頭頂筋膜の深層（もしくは筋膜内）を前方および上方に走行する（破線）。

眼窩内側壁

眼窩内側壁 medial orbital wall は上顎骨前頭突起 frontal process of maxilla，涙骨 lacrimal bone，篩骨紙様板 lamina papyracea of ethmoid，蝶形骨小翼 lesser wing of sphenoid の一部，と様々な骨で構成される。機能的には眼窩内側壁は前部，中部，後部の3つに分類される。

眼窩内側壁の前方1/3 眼窩内側縁と眼窩内側壁の前方1/3は，上顎骨前頭突起，前頭骨上顎突起 maxillary process of frontal bone，涙骨で構成される。涙嚢 lacrimal sac を収める涙嚢窩 fossa for lacrimal sac は，前涙嚢稜 anterior lacrimal crest と後涙嚢稜 posterior lacrimal crest の間に存在する。前涙嚢稜は上顎骨前頭突起へと連続する。後涙嚢稜は涙骨の延長部分である。鼻の外側壁を構成する骨は，下鼻甲介の下方の下鼻道で鼻腔内に開口する鼻涙管 nasolacrimal duct を含む。

眼窩内側壁の中1/3 眼窩内側壁の中央1/3は，主に篩骨紙様板で構成されており，薄い構造であるが篩骨蜂巣 ethmoidal cells の支柱効果（バットレス効果）で強化されている。唯一の重要な血管構造物は前・後篩骨動脈 anterior and posterior ethmoidal arteries である。前／後篩骨動脈および神経は，篩骨篩板の高さで前頭篩骨縫合線上もしくはやや上にある。前篩骨孔 anterior ethmoid foramen は，前涙嚢稜より約24 mm後方に位置する[4]（図6-6）。後篩骨孔 posterior ethmoid foramen（25%は複数存在する）は前涙嚢稜より約36 mm後方に位置する。視神経管 optic canal は前涙嚢稜より約42 mm後方に位置する。後篩骨動脈と視神経の間の距離はばらつきがあるが，3 mm以上である。

眼窩内側壁の後方1/3 眼窩内側壁の後方1/3は，視神経管と上眼窩裂 superior orbital fissure を囲む厚い骨で構成される。

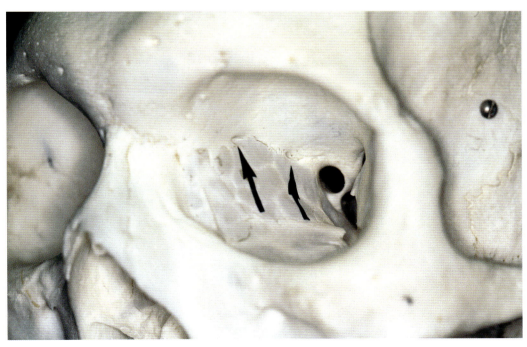

図6-6 眼窩内側壁。前篩骨孔および後篩骨孔の位置（矢印）に注意。眼窩の最上部ではなく，篩骨篩板の高さにある。

手術手技

冠状切開アプローチは，上顔面と中顔面の領域を露出するのに有用である。剥離層と露出範囲の程度は，冠状切開アプローチを利用する個々の手術の内容に依存する。切開線の位置から直ちに骨膜下の層で剥離してcoronal flapを挙上するのがよい場合もある。骨膜は側頭筋に付けたままにし，上側頭線に沿って前方にメスで切離する。しかし，ほとんどの場合，coronal flapの挙上の容易な帽状腱膜下の層で行う。より深層の頭蓋骨膜は血流を有するcoronal flapとして欠損部の充填に用いることができる。わかりやすいように，ここでは帽状腱膜下の剥離による頬骨弓を含む上・中顔面の一般的な展開手技について説明する。

ステップ1 切開線の位置決めと準備

切開線を決定する際には，2つの要素に留意する必要がある。1つは髪の生え際（ヘアライン）である。男性では，富士額と側頭部のヘアラインの後退を考える必要がある。禿頭の男性に対しては，両耳前部をつなぐ切開線をヘアラインの数cm後方（図6-7），もしくはさらに後方に設定する。展開可能な範囲は，頭皮切開線の前後方向ではなく切開をどの程度下方まで延ばしたかに依存するため，切開線を後方に設定しても展開の範囲に影響を与えない。禿頭でない男性やほとんどの女性に対しては，頭頂部では前方に彎曲させ，ヘアラインの4～5cmほど後ろにヘアラインに平行な切開線を設定する（図6-8）。小児の場合，成長に伴って瘢痕が前方に移動するため，より後方に切開線を設定するのがよい。短髪の黒人の場合はケロイド形成に留意する。瘢痕を目立たなくするためにジグザグ切開にしてもよい。片側の冠状切開を計画する場合，正中に向けて前方にカーブを描き，ヘアラインのすぐ後方までとする。前方にカーブさせることで皮弁がたるんで引きやすくなる。

切開線を決定する際に留意する2つ目の要素は，必要となる下方の展開の範囲である。例えば頬骨弓を展開する必要がない場合，冠状切開線の下縁は耳輪部までで十分である。一方，皮膚切開線を耳前部切開として耳垂（耳朶）の高さよりも下方に延長することがある。この延長により，頬骨弓，顎関節temporomandibular joint（TMJ），眼窩下縁の展開が可能になる。

6 冠状切開アプローチ

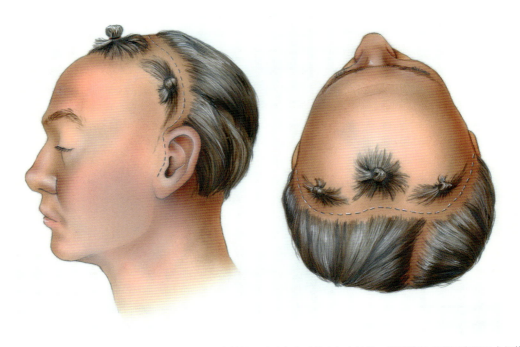

図6-7 男性型の脱毛症における切開線。耳輪基部のすぐ上方で後方に向ける。切開線は必要に応じてより後方に設定してもよい。

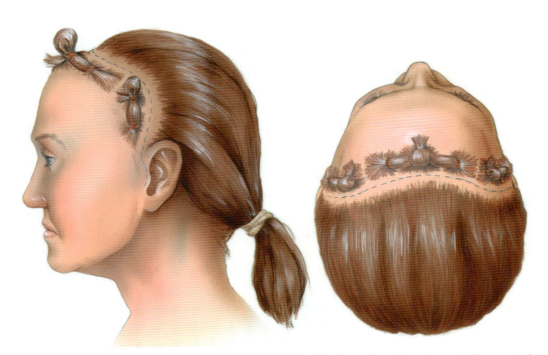

図6-8 ほとんどの女性および禿頭の徴候や家族歴のない男性での切開線。切開線は髪の生え際（ヘアライン）の4～5 cm後方に設定する。

切開線周囲の剃毛は医学的には不要なため，展開範囲や患者の希望に合わせて決定すればよい。実際には，毛髪を残すことで毛幹の向きがわかるため，毛包への損傷を最小限に抑えた切開が可能となる。毛髪があることで閉創は困難になるが，創部感染率の増加をきたすとは考えられない。設定した切開線に沿って毛髪を分ける際に櫛を使うのもよい。髪が長い場合は消毒の前後のどの時点かで輪ゴムで束ねておくとよい。これにより術野に毛髪がかかる煩わしさを最小限に抑えることができる（図6-9）。剃毛を要する場合でも広範囲の必要はない。幅12〜15 mmの範囲で十分である。ドレープは切開線より1.5 cm程度後方の頭皮に縫合またはステープルで固定し，後方の頭皮を毛髪ごと覆う。

ステップ2　止血のテクニック

切開部頭皮からの出血量は手術の開始時と終了時に最大になる。出血を抑えるための方法は3つある。1つ目は，血管収縮薬を帽状腱膜下に注射することであり，止血を図るとともに帽状腱膜下疎性結合織の剥離も容易にする。2つ目は，頭皮の切開線に沿って2-0のポリプロピレン糸もしくはナイロン糸で連続止血縫合をすることである。この縫合糸は閉創時に抜去する。3つ目は頭皮の切開を焼灼用メスで行うことであるが，この方法では毛包を損傷する可能性がある。小児など特に出血を抑える必要のある患者の場合は，複数の方法を併用することが有用である。

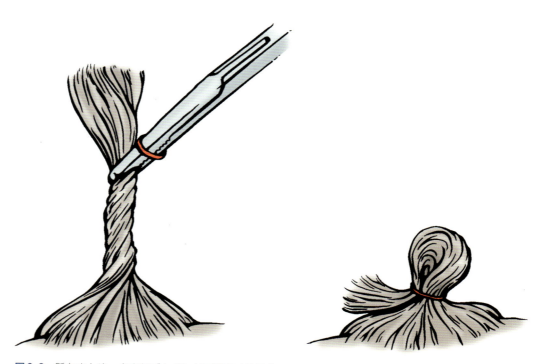

図6-9　髪をまとめ，小さなゴムバンドで固定するテクニック。髪の束を指でより，ゴムバンドを付けた止血鉗子で中間をつかむ。ゴムバンドを止血鉗子の先から転がして先端から下の毛束上に移し，止血鉗子を外す。

6 冠状切開アプローチ

> **ステップ3** 切開

あらかじめ切開線に交差線やタトゥーを入れておくことで閉創時の復位が容易になる。まず正中にマーキングし，左右対称に等間隔に数か所にマーキングする（図6-10）。交差線は手術終了時にも残っているようにメスの刃などで十分深く（出血するまで）付けるのがよい。

最初の切開は10番メスや電気メスを用い，一方の上側頭線から対側へと切開する。一般的な冠状切開アプローチによる展開では，皮膚，皮下組織，帽状腱膜を越えて，帽状腱膜下で骨膜上の疎性結合織が明示されるまで切開する（図6-10）。皮弁は骨膜上で簡単かつ迅速に剝離挙上できる。側頭筋膜や側頭筋系に切り込んで出血が増えるのを避けるため，最初の切開は両側の上側頭線までとする。

上側頭線より下への切開は，上側頭線より上での剝離層に連続している必要があり，帽状腱膜下の層に続く側頭筋膜表層の光沢のある面の深さまでとする。確実に適切な深さで切開するための簡単な方法は，上方から頰骨弓に向けて帽状腱膜下の層で曲がりの剪刀で鈍的に剝離することである（図6-11）。

耳前部への切開の延長の際は，耳前部のシワに沿って耳垂（耳朶）の高さまで切開する。この切開では前耳介筋を切離し外耳道軟骨に沿って剝離を行う（第12章に記載）。

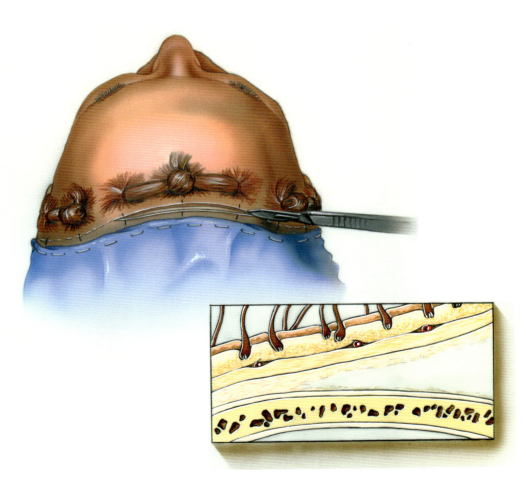

図6-10　ドレーピングと最初の切開。ドレープは切開線のすぐ後方でステープルや縫合糸で固定する。閉創時に適切な位置に頭皮を縫合するために頭皮に刻み目を入れておく。最初の切開は骨膜の深さ（挿入図）まで，一方の側頭部から対側へと切開する。帽状腱膜下の疎性結合織層で容易に剝離できる。

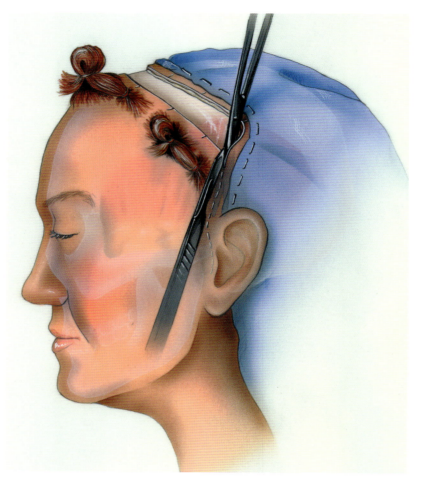

図6-11 側頭部の頭皮切開の手技。帽状腱膜下の層で上側頭線の上から下方に向けて剪刀で剥離する。剪刀を開いておいてメスで頭皮を切る操作で，出血しやすい側頭筋膜や側頭筋の損傷を防ぐことができる。

ステップ4 ▶ coronal flap の挙上と頰骨弓の展開

　創縁から前方および後方に1〜2 cm剥離し，止血用クリップ（Raney clip）を装着するか，出血点を焼灼する。頭皮の切開面をむやみに焼灼すると脱毛の原因となるので避けるべきである。ガーゼを折り畳まずに切開面を包んでからクリップを装着する術者もある。

　閉創前にクリップを除去し，ガーゼを除去する。骨膜や露出した頭蓋骨から出てくる小さな導出静脈からの出血を認めることがある。その際は焼灼や骨蝋およびその併用が有用である。

　骨膜上での皮弁の挙上は，用手剥離，鈍の骨膜剥離子，メスの背，あるいは電気メスで行う（図6-12）。側方で皮弁に側頭筋が付着しているため，剥離を前方に進めるにつれ，緊張が強くなる。上側頭線の下で側頭筋膜から皮弁を切離することで緊張を解除し，より前方に展開することができる。頭蓋骨側面に沿っていくと，上側頭線で骨膜と融合する側頭筋膜の光沢のある表面が見えるようになる。剥離層はまさにこの厚い側頭筋膜の表層である。

　皮弁を前方と下方に数cm剥離すると，帽状腱膜が表面にくるように翻転させることができるようになる（図6-13）。翻転できない場合は側頭筋膜上の層で剥離を進め，時には皮膚切開線を下方に延長させる必要もある。

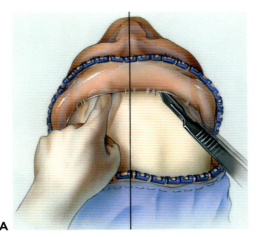
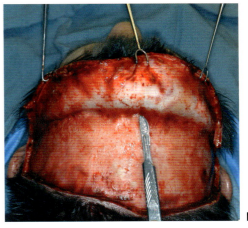

図6-12　A：皮弁を帽状腱膜下の層で剥離する2つの方法。A左：帽状腱膜下の層で用手的に剥離が容易だが，眼窩縁から数cm上では骨膜は前頭筋に強固に結合しているので，この部位で用手的に剥離を進めると骨膜が骨から剥がれる可能性がある。A右，B：メスでの剥離。皮弁に適度な張力がかかるよう，鉤や鈎で皮弁を牽引する。メスの背の縁を骨膜上に置いて掃くように動かして先端で帽状腱膜下を剥離する。この手技は二〜三度皮弁を挙上したために癒着がある症例で特に有用である。

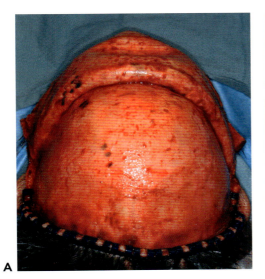
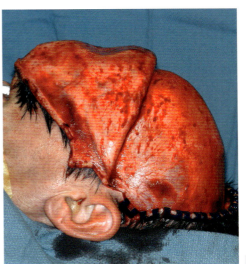

図6-13　眼窩上縁から3〜4cmまで展開された冠状切開アプローチ。A：上方観。B：側方観。皮弁が十分に遊離されて翻転されたままになっていることに注目。

第3部　冠状切開アプローチ

　頭蓋骨を展開する際の骨膜切開には，手術手順に応じて2つの方法がある．中顔面の展開を要する大部分の手技では，眼窩上縁より3～4 cm上方までは骨膜上を前方に剥離する．触診で上側頭線の位置を同定し，上側頭線の間を結ぶように水平に骨膜切開を行う（図6-14）．上側頭線を越えて切開を延長すると側頭筋へ切り込んで出血しやすい．眼窩上縁まで骨膜下に剥離を行う．

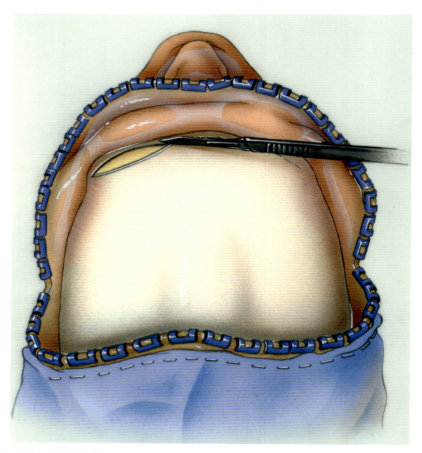

図6-14　片側の上側頭線から対側に至る骨膜切開．骨膜の切開は眼窩縁より3～4 cm上に置く必要がある．

前頭洞や前頭蓋底での操作のあとには，前頭骨膜有茎弁（前頭筋骨膜弁）を作る必要がある。この弁は前頭洞そのものや欠損部の充填，あるいは鼻腔と前頭洞・前頭蓋窩を隔離する場合などに利用できる。前頭骨膜弁の挙上は容易で，外傷での顔面骨への冠状切開アプローチの際にはルーチンで挙上すべきものである。前頭骨膜弁を作成する際は前述のように骨膜上剥離が最も容易で，続いて骨膜を頭蓋骨から挙上する。骨膜切開は前方は眼窩上縁直上，側方では上側頭線のすぐ上方で，後方へは冠状切開線までとする（図6-15A）。一方の上側頭線から対側へと骨膜を切開する（図6-15B）。骨膜弁の挙上の際は骨膜剥離子を用いて，組織を裂かないよう注意しながら行う（図6-15C）。一度骨膜弁を挙上すると，血流を有する大きな膜として利用することができる（図6-15D）。

どちらの骨膜切開の手技でも，前方の眼窩上縁での骨膜下剥離に続く。

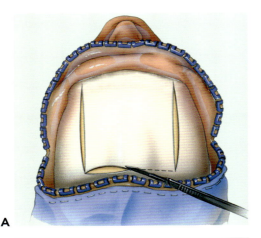
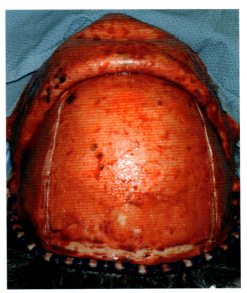
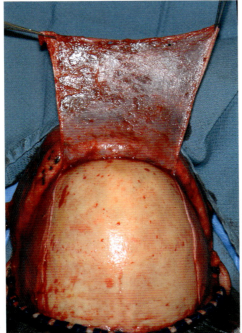
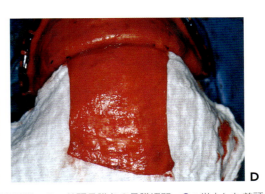

図6-15　A：前頭骨膜弁（前頭筋骨膜弁）作成時の骨膜切開線。B：前頭骨膜弁の骨膜切開。C：挙上した前頭骨膜弁。D：挙上後の前頭骨膜弁を元の位置に戻して血管系を示す。

第3部　冠状切開アプローチ

　前頭骨膜弁の側方部分は下方では側頭筋膜上で剝離する．側方で頰骨体および頰骨弓から2〜4 cm以内まで剝離してくると，筋膜の上から頰骨体や頰骨弓が触知できるようになる．耳の近くでは頰骨弓根部まで下方へ剝離する．

　側頭筋膜の表層は耳前部の頰骨弓基部で切開し，45°前上方に向けて正中方向へ切開を続け，上側頭線まで届いている切離線に連続させる（図6-16A, B）．側頭筋膜の表層を切開すると脂肪組織や疎性結合織が現れる（図6-16C, D）．脂肪層が下垂して起こる"側頭部の陥凹"を予防するため，できる限り損傷しないように心がける．

　下方への切離は側頭筋膜表層の直下で深層の脂肪層から剝離する．顔面神経側頭枝は常に側頭筋膜表層より外側にあるため，この層で剝離することで頰骨弓に安全にアプローチができる（図6-17A, B）．側頭筋膜表層の直下をMetzenbaum剪刀などで鈍的に剝離する（図6-17C）．

　頰骨弓の上面や頰骨体後縁が触知できたか，見えたところでその表面の骨膜を切開する．切開は頰骨体後端や眼窩縁に沿って上方に進め，最終的には前頭部を水平に横断する頭蓋骨膜の切開線もしくは前頭骨膜弁を作成したドナー部に連続させる．骨膜下剝離で頰骨弓，頰骨体，眼窩外側縁が露出する（図6-18）．

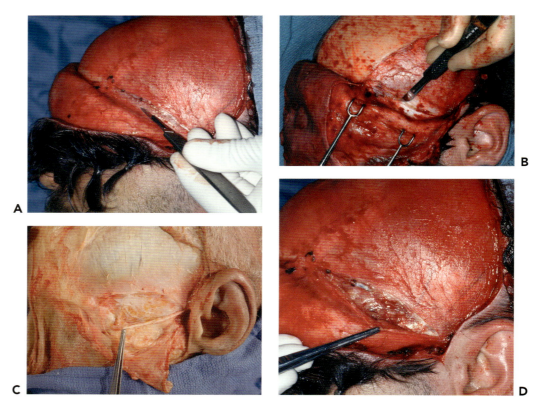

図6-16　側頭筋膜表層の切開．頰骨弓基部（顎関節の上）から眼窩上縁に向けて前上方へ切開する．A：眼窩縁直上の骨膜まで切開．B：前頭骨膜弁を挙上した．C, D：側頭筋膜浅層と深層の間に存在する脂肪層に注目．顔面神経側頭枝を含む側頭頭頂筋膜は後方（下方）に折り畳んである．

6 冠状切開アプローチ

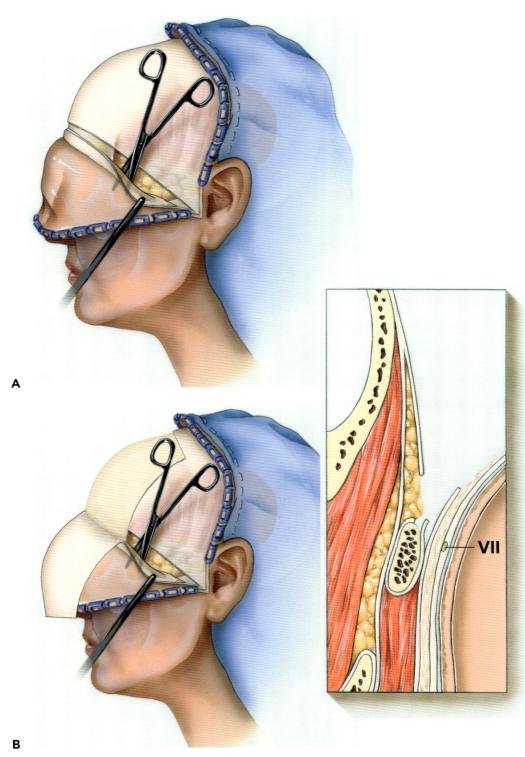

図6-17 眼窩外側の後縁および頬骨弓の上縁にアプローチする一法を示す。**A**：眼窩縁直上で骨膜を切開した場合。**B**：前頭骨膜弁を挙上した場合。（続く）

第3部　冠状切開アプローチ

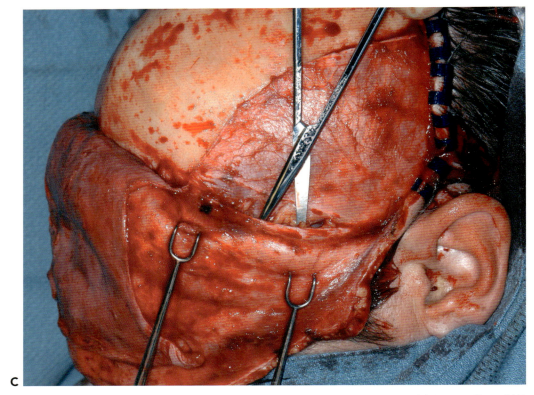

図6-17（続き）　C：側頭筋膜浅層の下（前頁A，Bの挿入図）の浅側頭脂肪の層で骨に到達するまで剪刀で剥離する。その後，頬骨弓の上縁と頬骨の後縁で鋭的に骨膜を切開する。

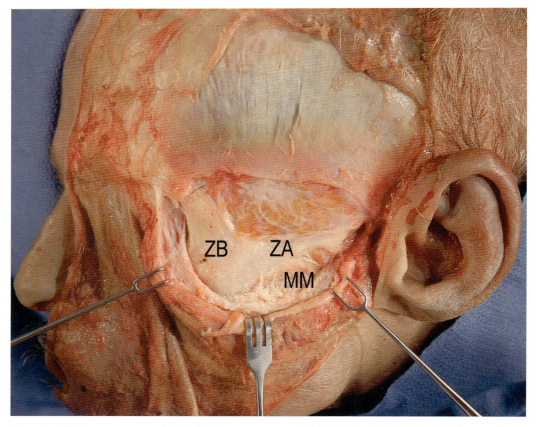

図6-18　頬骨弓zygomatic arch（ZA）と頬骨体zygomatic body（ZB）を示す。側頭筋膜浅層と骨膜は下前方に牽引している。頬骨弓の下縁から起始する咬筋masseter（MM）に注意。

102

6 冠状切開アプローチ

ステップ5 眼窩周辺の骨膜下の展開

　眼窩上部や鼻部を実際に展開する際には，眼窩上切痕または眼窩上孔から神経血管束を解放することが必要である．この操作には神経血管束周囲の骨膜を眼窩内に至るまで完全に切離することも含む．神経血管束の下方に骨がない場合，眼窩上切痕からそっと外せる．眼窩上孔を形成している場合は，小さなノミで眼窩上縁の骨を除去して血管神経束を解放する（図6-19）．

　眼窩内への剝離を行うことで，皮弁をさらに下方へ牽引できる．眼窩外側の結節（Whitnall結節）に付着した眼窩内容物を剝離することで眼窩外側の深部まで剝離できる．眼窩下縁の骨膜を剝離すると，眼窩底と眼窩下部全体の展開が可能になる．頬骨弓や頬骨体を覆う組織を遊離させて減張するのが最も簡単に眼窩の下部に到達する方法である．

　眼窩上壁と内側壁の骨膜剝離によりcoronal flapは解放され，鼻骨と上外側鼻軟骨の接合部まで剝離を進められるようになる．鼻根部の骨膜を慎重に切開するとより容易に進められる（図6-19）．必要に応じて鼻背から鼻尖まで剝離することができる（図6-20）．

　内眼角靱帯medial canthal tendonは前／後涙囊稜から外してはいけない．内眼角靱帯は涙囊窩に付着する密な線維性構造物として同定できる（図6-21）．内眼角靱帯を外さなくても眼窩内側壁全体を展開することが可能である．

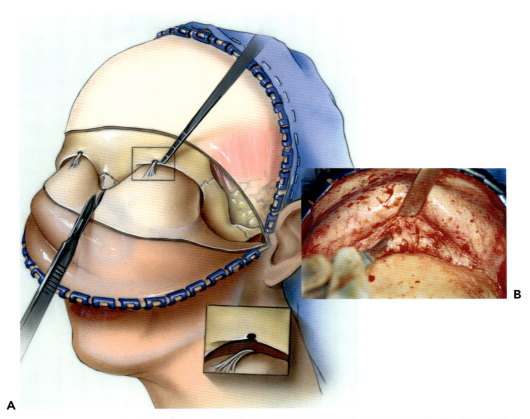

図6-19　A：2つの特徴的な操作を示す；眼窩上孔の下側の骨を除去（存在する場合）して神経血管束を解放することと，鼻根部に縦方向の骨膜減張切開を加えること．B：この手技で，鼻背に沿ってより下方に皮弁を挙上できる．

第3部　冠状切開アプローチ

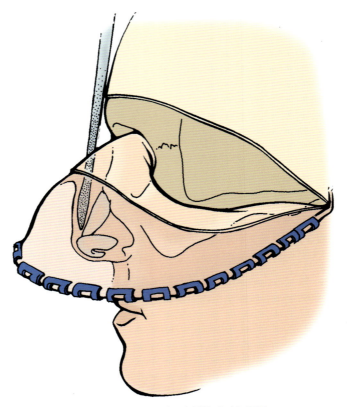

図6-20　骨膜剝離子を用いて下方へ剝離し鼻尖に至る。

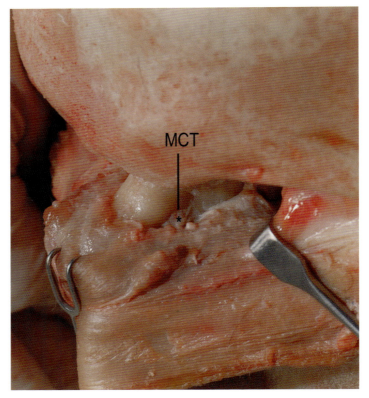

図6-21　左眼窩の内眼角靱帯medial canthal tendon（MCT）後束を示す。

眼窩内側壁の骨膜下剥離を奥に進める際には，前/後篩骨動脈に注意すべきである。これらの動脈を同定し焼灼する容易な方法は，眼窩上壁に沿って骨膜下で下方へ剥離し，眼窩内側壁を貫通する篩骨孔を探せばよい。篩骨孔の上下に骨膜剥離子を挿入して引くと，孔周囲の骨膜が外側向きに"テント状"になる（図6-22）。バイポーラで篩骨動脈を焼灼切離することでより後方への骨膜下剥離が可能となる。

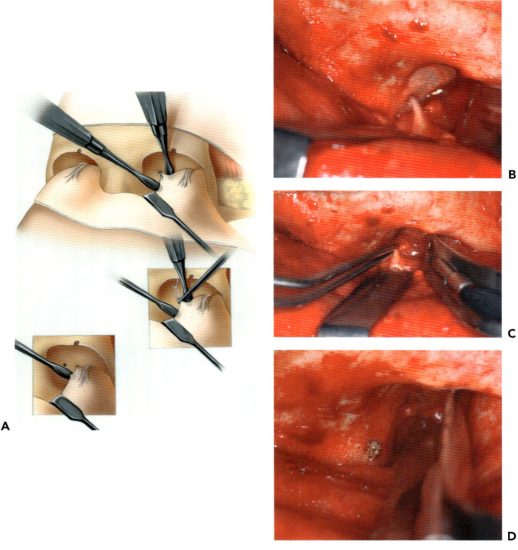

図6-22　A〜D：眼窩内側壁の骨膜下剥離。前篩骨神経血管束が内側眼窩壁から出るところで分離切断するまでの一連のステップ。骨膜剥離子を前篩骨神経血管束の上下に挿入してバイポーラで焼灼切離できるようにする。

ここまでの剥離操作により上/中顔面が完全に展開できる（図6-23）。眼窩内全体は眼窩縁から眼窩尖まで全周性に剥離され，意図的または不用意に剥離していなければ，唯一残る構造物は内眼角靱帯のみである。

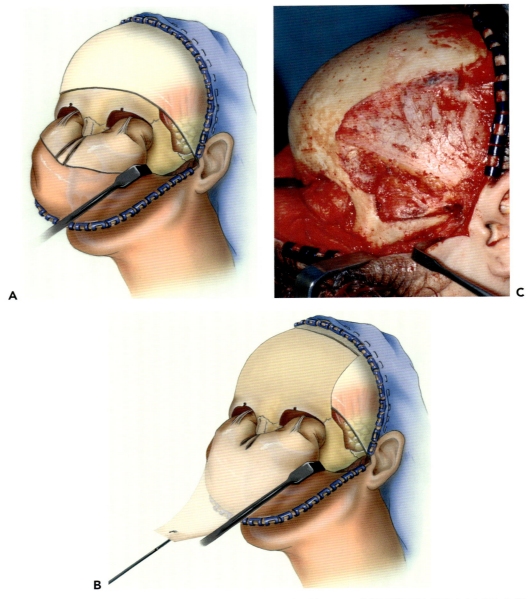

図6-23　冠状切開アプローチで得られる上/中顔面の展開可能な範囲。A：前頭骨膜切開を眼窩上方に置いた場合。B：前頭骨膜弁を挙上（鉤で牽引）した場合。内眼角靱帯が付着していることに注意。眼窩側から牽引すると眼窩下部を展開できる。C：前頭骨膜弁を挙上した冠状切開アプローチ。

6 冠状切開アプローチ

ステップ6 側頭窩の展開

頬骨，側頭骨，前頭骨の側頭面から側頭筋前縁を剥離することで側頭窩に到達できる。必要に応じて側頭筋全体を骨膜下で剥離してもよいが，その際は側頭筋の栄養血管を損傷しないように注意を払う。

ステップ7 顎関節，下顎骨関節突起・下顎枝への展開

頬骨弓の下を切開すると顎関節領域へ到達できる（第12章参照）。下顎頸や下顎枝の展開は，顎関節の関節包外側より行う。顎関節包の下顎頸への付着部の下方で骨膜を切開すると，下顎骨関節突起頸部を展開できる。

頬骨弓下方を広く展開するための方策は2つある。1つ目は，咬筋を頬骨弓および頬骨体の起始から切離し，次に下顎枝側面から剥離して下顎枝を露出させる方法である（図6-24）。この視野では側頭筋の線維が筋突起に向かうのが確認できる。2つ目は，咬筋起始を頬骨弓に付着させたまま頬骨弓骨切りを行い，咬筋と側頭筋の間を剥離して下顎枝外側面に付着した咬筋を剥離する方法である。広範な視野を得るためのこれらの方法で解剖学的に注意すべき特徴として共通していることは，咬筋への栄養血管および支配神経は下顎の内側から下顎切痕を通って供給されるということである。そのため，咬筋を上方から剥離した場合，機能的に重大な影響が起こる可能性がある。

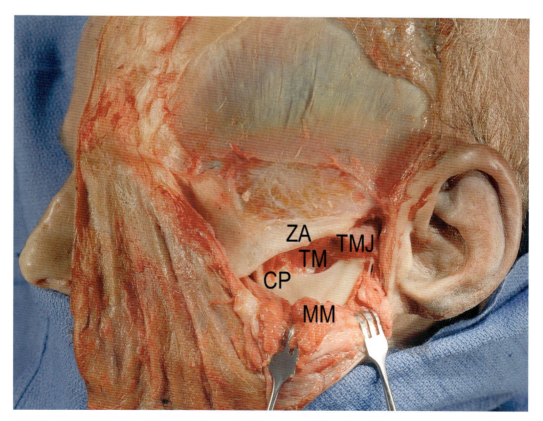

図6-24 冠状切開アプローチで下顎枝の上方を展開した。この標本では，咬筋masseter muscle（MM）は頬骨弓zygomatic arch（ZA）下縁の起始部から剥離されている。顔面神経は下前方に牽引してある。顎関節包 temporomandibular joint capsule（TMJ）が切開してないことに注目。側頭筋 temporalis muscle（TM）は筋突起coronoid process（CP）と下顎骨内面に付着したままである。

ステップ8 頭蓋骨弁の採取

冠状切開の利点の1つは頭蓋骨の採取が容易なことである。眼窩上で骨膜切開を行う場合，頭頂部の別の骨膜切開から骨を採取する（図6-25A, B）。その場合は頭皮を閉創する前に骨膜縫合を行う。前頭骨膜弁を挙上している場合は，もとの冠状切開より後方の骨膜下剝離で直接露出している頭蓋から移植骨片を採取すればよい（図6-25C, D）。

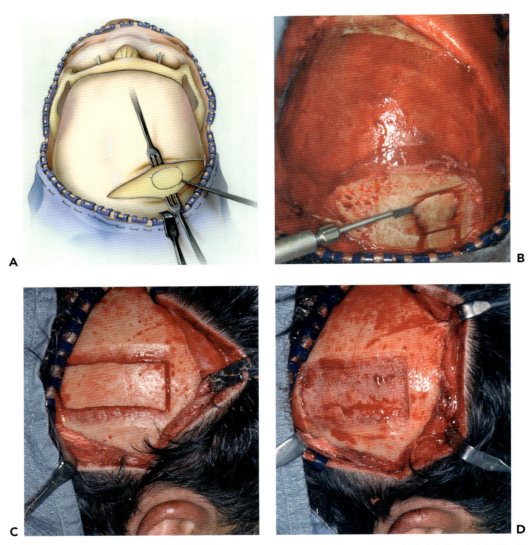

図6-25　冠状切開アプローチを利用した骨移植片の採取。A, B：前頭部の骨膜切開を眼窩上縁の直上に置いた場合。C, D：骨膜下アプローチでは頭蓋骨を直接採取できる。

ステップ9 閉創

　持続陰圧吸引ドレナージを要する場合は，平らなチューブを切開線後方の有毛部に出るように配置する。たるみと剥離した組織を適切に修正し，組織の下垂を最小限に抑えることが，整容的によい結果につながる。頬骨部と眼窩下部の広範な剥離を要した場合，軟部組織を吊り上げて縫合することが推奨されている。3-0の遅吸収性または非吸収性の糸で頬部の深層骨膜を拾い，側頭筋膜もしくはその他の強固な構造物に固定する。外眼角靱帯を骨から剥離している場合，靱帯の再固定を行うことが推奨されている。有鈎鑷子で皮弁の深部から外眼角靱帯を特定する。外眼角靱帯の固定には3-0の遅吸収性または非吸収性の糸を用いる。外眼角靱帯の適切な固定位置は，縫合糸を上方や下方に牽引して瞼裂の形状を観察しながら決定する。外眼角靱帯深部の確実な固定の目的で，眼窩外側縁の頬骨前頭縫合部やや下方の骨にドリルで大きく孔をあけるのもよい。靱帯に付けた縫合糸を作成した孔に引き込んで固定する。しかし，解剖学的構造が保たれている場合は，外眼角靱帯の前方部を眼窩外側縁前方部に縫合，骨ネジや骨の孔に固定，もしくは側頭筋膜に固定すれば十分である。

　側頭筋を側頭窩から剥離した場合は，側頭部に陥凹が生じないよう必ず吊り上げて固定する。簡便な方法は，眼窩外側縁にドリルで孔をあけ，側頭筋前端を3-0の遅吸収性糸で固定すればよい。

　眼窩外側縁周囲の骨膜は4-0吸収糸で縫合する。理想的には頬骨弓の上の骨膜も縫合するべきだが，縫い代が少なく困難なことがある。また骨膜縫合により骨膜表層を走行する顔面神経側頭枝を損傷する可能性がある。骨膜縫合の代わりに側頭筋膜表層のオーバーサスペンションを行う。アプローチの際に切開した側頭筋膜表層の下方を切開の反対側の上方の1cm上に縫合固定する（図6-26）。この固定には3-0の遅吸収性糸による連続縫合を行う。この手技により，頬骨弓外側の組織は本来の位置で固定するより上方で固定されることになり，しっかりと吊り上げられることになる。

　前頭部を水平に切開した骨膜は縫合する必要はない。この部の骨膜は薄く，縫合しても切れてしまう。冠状切開の閉創で骨膜は本来の位置あたりにくる。

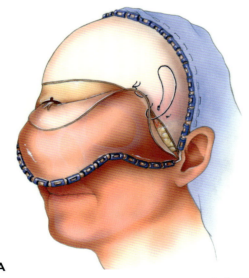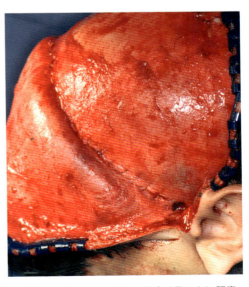

図6-26　A, B：側頭筋膜表層の縫合を示す。筋膜の下端は切開した部位よりも上方に縫合することに留意。

頭皮の切開は2-0の遅吸収性糸による帽状腱膜/皮下組織の縫合と，2-0の遅吸収性糸や非吸収性糸（小児の場合はより細い縫合糸）またはステープラーでの皮膚縫合と，2層に分けて閉創する。前述のように，持続吸引ドレーン（通常7 mmフラット）を留置してもよい。縫合糸の抜糸あるいはステープラーの抜鈎は術後7～10日後に行う。

冠状切開アプローチに耳前部まで切開を延長した場合は，第12章の耳前部切開アプローチと同様に層ごとに閉創する。

創部を圧迫固定をしてもよいが，強すぎてはいけない。頭皮の強い圧迫により眼窩周囲の浮腫が強くなるためである。

その他の切開

冠状切開アプローチの手技は繰り返し修正が加えられてきた。主な違いには皮膚切開の位置もある。変法として有名なものは，耳後部に切開線を設定するものである（図6-27）[5,6]。この変法の利点は，瘢痕をさらにカモフラージュできることである。冠状切開の下方への延長切開を耳介側頭溝やヘアラインに隠すことができる。

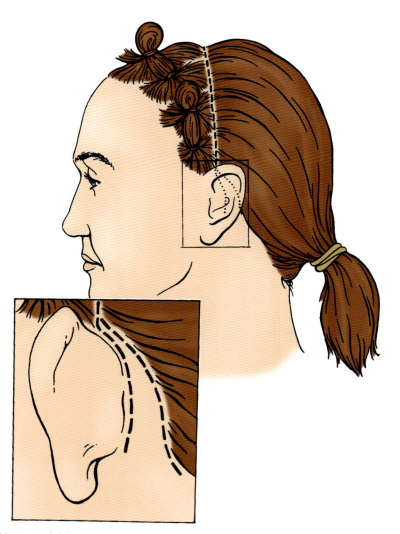

図6-27　冠状切開の耳介後部への延長。切開を耳介側頭溝または有毛部内に置くことができる（挿入図）。

皮膚切開の位置を適切に設定しても，のちに形成される瘢痕により毛髪が分かれ，水泳などで濡れた際に分かれ目が目立つ可能性がある。そのため，有毛部切開線を直線ではなくジグザグに設定する変法もある（図6-28A, B）[7]。ジグザグ切開 zigzag incision は，毛髪が短い場合でも瘢痕を散らすことで目立たなくする効果がある（図6-28C）。この変法の主な欠点は，閉創に時間を要することである。

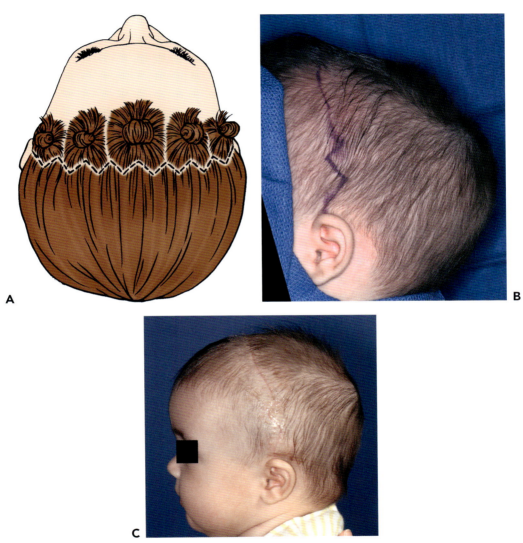

図6-28　瘢痕を目立たなくさせる効果があるジグザグ切開。A：皮膚切開線全体をジグザグにした。B, C：あるいは，頭頂部を横切る直線状の切開に連続して側頭部にのみジグザグ切開を設定してもよい（B）。のちに生じる瘢痕は目立たなくなる（C）。

文献

1) Shepherd DE, Ward-Booth RP, Moos KF. The morbidity of bicoronal flaps in maxillofacial surgery. *Br J Oral Max Surg.* 1985；23：1.
2) Furnas DW. Landmarks for the trunk and the temporofacial division of the facial nerve. *Br J Surg.* 1965；52：694.
3) Al-Kayat A, Bramley P. A modified pre-auricular approach to the temporomandibular joint and malar arch. *Br J Oral Surg.* 1979；17：91.
4) Rontal E, Rontal M, Guilford FT. Surgical anatomy of the orbit. *Ann Otol Rhinol Laryngol.* 1979；88：382-386.
5) Polley JW, Cohen M. The retroauricular coronal incision. *Scand J Plast Reconstr Hand Surg.* 1992；26：79.
6) Posnick JC, Goldstein JA, Clokie C. Advantages of the postauricular coronal incision. *Ann Plast Surg.* 1992；29：114.
7) Munro IR, Fearon JA. The coronal incision revisited. *Plast Reconstr Surg.* 1994；93：185.

第4部

顔面骨格への経口アプローチ

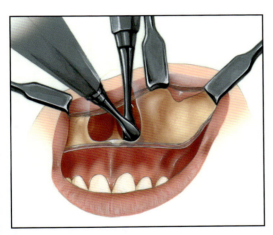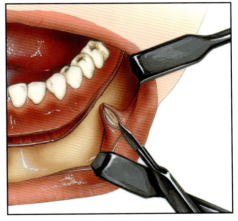

中顔面骨と下顎骨は，口腔内切開で容易に露出できる．口腔内アプローチは迅速，安全で展開も優れている．この最大の利点は創痕が見えないことである．このセクションでは，顔面骨格に対する上下の口腔前庭アプローチ vestibular approach を記載する．加えて，上顎露出のための前庭切開の2つの変法も示す．第1の変法は，口腔前庭切開に鼻腔内切開を加えて上顎や中顔面によりよいアクセスが得られる中顔面デグロービングアプローチ midface degloving approach である．第2の変法は Weber-Fergusson アプローチで，口腔前庭アプローチと顔面切開を組み合わせて上顎，頬骨，中顔面後部へ自由にアクセスできる．

7　上顎へのアプローチ

　上顎へのアプローチには様々な切開があるが，上顎のほとんどは口腔内の見えない切開から展開できる。上顎口腔前庭切開アプローチmaxillary vestibular approachは，中顔面でどの手術をする場合にも最も有用なものだと言える。この切開で顔面骨格の全表面にかなり安全にアプローチでき，頬骨弓から眼窩下縁，上顎骨前頭突起にアクセスできる。このアプローチの最大の利点は，口腔内の瘢痕が結果として見えないことである。本法はかなり手早く簡便で合併症もほとんどない。骨膜下操作である限り顔面神経分枝への損傷はあり得ず，適切な手技を行えば眼窩下神経への損傷はまれである。

　さらに展開が必要な場合は，上顎口腔前庭切開に他のアプローチを組み合わせられる。そのような2つの方法である，顔面露出術facial deglovingとWeber-Ferguson切開について後に述べる。

手術解剖

眼窩下神経

　中顔面部の術中に考慮しなければならない唯一の神経血管構造は，眼窩下神経血管束infra-orbital neurovascular bundleである。眼窩下神経infraorbital nerveは，三叉神経第2枝である上顎神経maxillary nerveの最大の分枝である。眼窩下神経に伴走する動静脈は手術的には重要でない。眼窩下神経が出る眼窩下孔infraorbital foramenは，頬側上顎縫合または眼窩の中1/3の正中側の眼窩下縁から7～10 mm下方に位置している。眼窩下孔を出た眼窩下神経は扇形に広がって終枝に分かれ，下眼瞼，鼻，上唇に広がる。下眼瞼枝inferior palpebral branchesは上方に回って下眼瞼に至り，鼻枝nasal branchesは鼻翼下半部の側面の皮膚に至る。4つの上唇枝superior labial branchesのうちの3つは，上唇の筋と粘膜の間に進入する。上唇枝は上唇の粘膜にも口輪筋を穿通して皮膚にも到達する。上唇枝の損傷はこの部の知覚の喪失をきたしたり知覚異常を起こす。

鼻口唇の筋

　上顎口腔前庭切開では鼻口唇部の顔面筋の付着が切離されることがある。したがって，顔面の好ましくない整容的な変化を避けるために，これらの筋を閉創時に適切に復位せねばならない。関係する重要な筋肉は鼻筋nasalis，上唇鼻翼挙筋levator labii superioris alaeque nasi，上唇挙筋levator labii superioris，口角挙筋levator anguli oris，口輪筋orbicularis orisである（図7-1）。

　鼻筋には横部と鼻翼部がある。これらは鼻背の正中線から起始して外側鼻軟骨lateral nasal cartilage（上外側鼻軟骨upper lateral cartilageともいう）の外面に横方向に広がり，上唇鼻翼挙筋と上唇挙筋の線維と混じり合う。鼻筋横部の一部は鼻唇溝nasolabial sulcusの皮膚に入り，そこでは上唇鼻翼挙筋からの線維と口輪筋からの斜走する線維とが混じり合って鼻側方軸lateral nasal modiolusが形成される。鼻筋横部の他の部分は切歯部歯槽突起と前鼻棘に付き，深部では鼻中隔下制筋depressor septi nasiに接する。鼻翼部は最終的には内向きに反転し鼻腔底の前部を形成する。

　いくつかの筋群が上唇の挙上に働く。口唇鼻翼挙筋は上顎骨前頭突起から起始し，鼻の側方を通り斜走して2部に分かれる。1つの部分は大鼻翼軟骨major alar cartilage（下外側鼻軟骨lower lateral cartilageともいう）の外側脚と鼻の皮膚に入り，別のより深い部分は鼻前庭に延びて鼻筋の線維，鼻中隔下制筋，口輪筋の斜走部と混じり合う。上唇挙筋は眼輪筋の下で上顎骨の眼窩下縁から生じる。下内方に延びて口輪筋の表層で混じり合い，同側の人中稜philtral columnsの下方と上唇の皮膚へ行く。口角挙筋は上唇挙筋と大/小頬骨筋zygomaticus major/minorの深部に位置する。上顎骨の犬歯窩canine fossaから生じ下前方へ進んで唇交連labial commissureの正中寄りに向かい，そこで口輪筋線維と混じり合う。

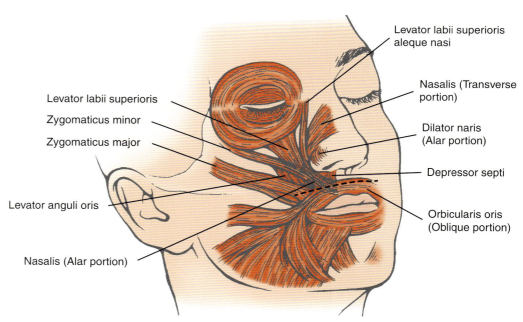

図7-1　上顎口腔前庭アプローチでの重要な顔面筋。破線は口腔前庭切開の位置。

口輪筋は3層からなる。水平線維が一方の唇交連から人中の下を通って対側へと延びる。斜走線維は唇交連から発して鼻中隔軟骨の前下方部，前鼻棘，鼻腔底に延びる。切歯部線維は唇交連から出て深部へ延びて上顎の切歯窩incisive fossaに進入する。これらの筋と筋膜すべてが，鼻の側方部と上唇の三次元的な位置と形態に大きく関与する。

上顎口腔前庭切開と骨膜下剥離によるアプローチで多くの筋の起始停止が切断され骨から剥離される（図7-1）のに伴い，大/小頬骨筋の作用と筋が自然に短縮位になる性質によって，この部の軟組織は上外側に引かれることになる。鼻孔拡張筋dilator narisに拮抗する作用がなくなることで鼻側方軸の横への変位が起きて鼻翼基部が開き出し，鼻翼基部の拡大を引き起こす。この変位で鼻翼の溝が深くなり，鼻翼基部，鼻孔，鼻尖が広がる（図7-2）。鼻口唇領域の軟組織の豊かさが減ると，加齢でみられるのと同様の変化，すなわち上唇の菲薄化と短縮，赤唇が薄くなり鼻唇角の鈍角化をもたらす。上唇の挙上筋群が起始部から剥離されると口角下制筋群に対する拮抗作用がなくなるので，口角の下方変位が起きうる。

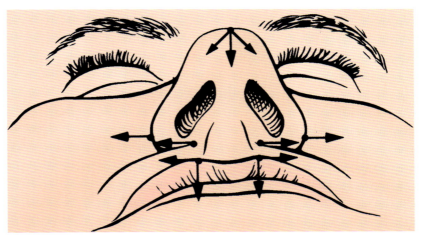

図7-2　上顎口腔前庭切開を単純に閉創すると鼻尖の突出度が減じ，鼻翼基部が広がり，上唇が内翻する。

頬脂肪体

　頬脂肪体buccal fat padは本体と頬部，翼突部，浅側頭部，深側頭部の4つの分葉部からなる。本体は中心にある。頬部は頬内の表層側に，翼突部と深側頭部はより深い位置にある。

　頬脂肪体の本体は耳下腺管parotid ductの上方にあって，咬筋masseterの前縁の上部に沿って存在する。その後，内側に向かって延びて上顎後部の骨膜に接する（図7-3）。頬脂肪体の本体はこの部で頬筋buccinatorの最上位の筋線維の上に重なって口腔前庭を前方に向かい，上顎第二大臼歯を覆う位置に至る。後部では上顎を囲んで，翼上顎裂pterygomaxillary fissureを通って顎動脈の枝および三叉神経第2枝（上顎神経）と密に接する。

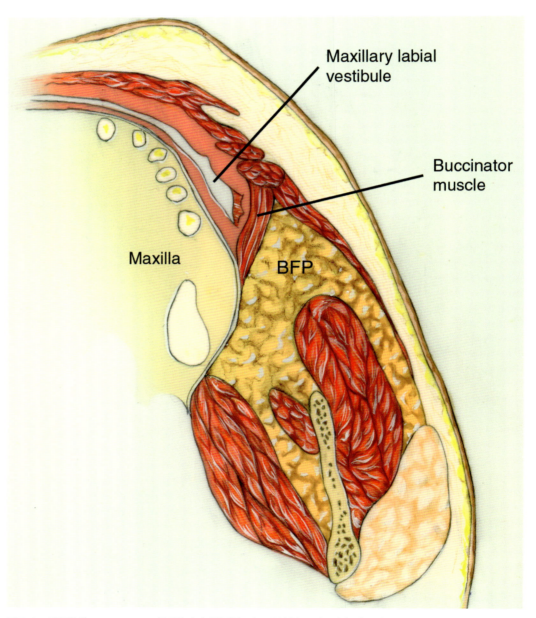

図7-3　頬脂肪体buccal fat pad（BFP）と上顎骨側面との関係を示す，歯根尖の高さの水平断面図。頬脂肪体は前方へほぼ第一大臼歯の位置まで延びることに注目。また，後方へは頬筋の上顎の起始部まで延びていて骨膜の外側に接する。

1 上顎へのアプローチ

▶ 上顎口腔前庭切開アプローチ

上顎の口腔前庭切開によって中顔面の前面を露出できる。切開の長さと骨膜下の剝離範囲は手術部位と範囲による。例えば一側の頰骨上顎複合体骨折のように手術範囲が中顔面の一側だけの場合は，反対側に入らない片側だけの切開でもよい。

▶ 手術手技

ステップ1 血管収縮薬の注射

口腔粘膜，粘膜下層，顔面筋には豊富な血流がある。血管収縮薬の粘膜下注射で，切開・切離中の出血を劇的に減らすことができる（図7-4）。

ステップ2 切開

通常，切開は歯肉粘膜境界よりも約3～5 mm上に置く（図7-5）。歯槽突起側に非付着粘膜

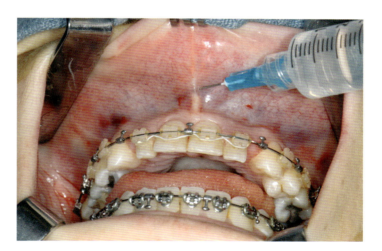

図7-4　血管収縮薬加局所麻酔薬の粘膜下への注射。

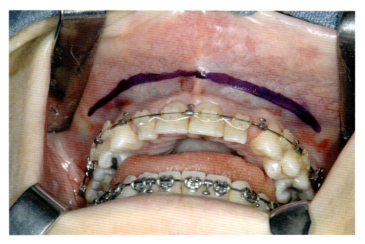

図7-5　歯肉粘膜境より3～5 mm高い切開の位置を示す。

を残しておくと閉創が容易になる。この組織には弾性線維が多くて切開すると収縮するが，閉創時には把持しやすくて縫合の保持もよい。前方では切開を上方に置かないようにして，梨状口に入って鼻腔粘膜に孔をあけないようにする。梨状口が非常に低い症例があるのでこの可能性がある。梨状口の下縁や鼻前棘を触知して，それより下方に切開を置く。無歯顎の上顎骨で歯槽骨が萎縮して歯槽突起と鼻腔底が近接している場合は，歯槽頂切開はよい選択である。

粘膜，粘膜下層，顔面筋，骨膜を切開して展開に必要なだけ後方に，通常は第一大臼歯まで延ばす（図7-6）。切開すると粘膜は収縮して下にある組織が露出する。

ステップ3 上顎骨前面と頬骨の骨膜下切離

骨膜剝離子で骨膜下組織を剝離する（図7-7）。組織の切離には定まった順序がある。まず上方の組織を剝離し，次いで梨状口周囲，さらに頬骨上顎バットレスの後方を剝離する。骨膜下で上方の組織剝離中に小さな穿通血管を見るが，それらは大きさからみて眼窩下神経血管束とは容易に区別できる。眼窩下神経血管束は，内外側から眼窩下孔の方向に向かって進めて行くと同定できる。神経血管束を特定したのち，眼窩下孔の周囲の骨膜を完全に切離する。さらに上方へ進め眼窩下縁に向かう。梨状口縁で骨膜下剝離をすると鼻口唇の筋付着が外れ，筋を上方，外方へ牽引できるようになる。

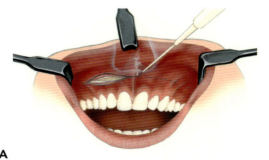 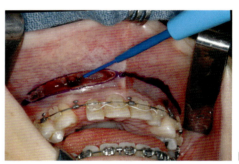

図7-6　A, B：粘膜，粘膜下層，顔面筋，骨膜を切開する。

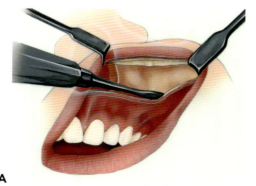 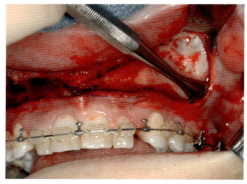

図7-7　A, B：上顎の骨膜下剝離。

骨膜下剝離を後方に進め翼上顎裂に至る。頬骨上顎バットレス以後で骨膜を穿孔すると頬脂肪体が術野へ脱出して，手術の邪魔になる。頬骨上顎バットレス以後の周囲を剝離するときには骨膜剝離子の先端を骨と密に接触させておくとよい。上方での解剖上唯一危険な部位は眼窩下神経血管束，上顎後方ではまれに出血をきたす後上歯槽動脈である。

頬骨の前面全体は容易に露出することができるが，頬骨弓に達するには咬筋の付着の一部を剝離する必要がある。この強靱な線維を切離するには鋭的切開が必要である。

前鼻棘までの梨状口下方の剝離は鼻腔粘膜を破らないように慎重に行わねばならない。破れると鼻粘膜からの強い出血が起きる。

ステップ4　鼻腔の粘膜下剝離

鼻粘膜を側壁，鼻腔底，鼻中隔から剝離する必要がある場合，この操作は骨膜剝離子またはFreer剝離子で注意深く行う。前鼻棘をまたいで直角の二爪鉤を置いて，より上方の骨膜下剝離を行うと，鉤で鼻中隔粘膜と鼻粘膜を前鼻棘より上方へ引くことができるようになる。メスで前鼻棘上に水平切開を置いて軟骨中隔と鼻粘膜を遊離する。梨状口の縁は薄く鋭角で鼻粘膜が強く付着している。梨状口縁周囲から粘膜を剝離するのに骨膜剝離子を用いる。

鼻腔へ入るには，鼻腔底と側壁に沿っていくのが最も容易である。梨状口の前下縁は通常の場合，鼻腔底より高い位置にある。したがって，鼻粘膜を梨状口縁から遊離したのち，骨膜剝離子を後方に進める前に下方に挿し込むようにする（図7-8）。鼻粘膜と鼻腔側壁との間に骨膜剝離子をそっと挿入して鼻腔側壁を剝離する。梨状口の下半部全部を剝離してから深部へ進む。ピンと張っていた鼻粘膜が少し緩んで，側壁に沿ってより深く骨膜剝離子を進められるようになる。骨膜剝離子を掃くように動かしながら進めていき，鼻腔底と側壁全体の粘膜を下鼻甲介のレベルまで遊離する。鼻腔底の後縁は梨状口から後方へ約45 mmの位置にあり，骨膜剝離子が後端を越えたことを感知できる。

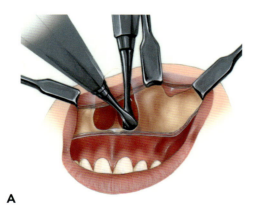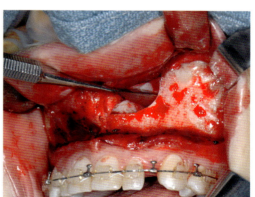

図7-8　A, B：鼻腔の粘膜下剝離。梨状口内の剝離子の先端に注意。

鼻腔側壁と鼻腔底の粘膜を剝離後，剝離子を鼻腔底と鼻中隔の接合部に置く。上顎骨の鼻稜に強固に付着している粘膜を穿孔しないよう注意深く剝離せねばならない。このアプローチで鼻中隔粘膜を剝離する方法は，鼻中隔と鼻腔底の接合部に沿うようにFreer剝離子を差し入れて，鼻中隔側を上にするようにひねって鼻中隔から粘膜を剝離することである。

上顎口腔前庭アプローチで上顎の前面全体が容易に露出できる（図7-9）。

ステップ5　閉創

鼻口唇の筋の復位固定は，上顎口腔前庭切開の閉鎖の基本的な3段階の1つである。第1段階は鼻翼基部の同定と復位，第2段階は上唇結節と赤唇の外翻，最後に粘膜を縫合する。

鼻翼基部の幅の調整の一助として，口唇を縫合する前に鼻翼シンチ縫合を置く。縫合の置き方には2つの方法がある。第1の方法では，まず口腔前庭切開から小さな有鉤鑷子か単鋭皮膚鉤で鼻筋横部の付着をつかむ。これを内側に引くと鼻翼基部で起こる変化がみられる。この組織に吸収性糸を通す際に糸が引っ張る力に十分耐えられる組織量であると同時に内側に引いたときに皮膚陥凹が起きるほどではないように気をつける。次いで縫合糸を反対側に通して一時的に締め，鼻翼基部への影響を調べる（図7-10）。第2の方法は親指か他の指で鼻唇溝を押し込んで，組織を切開部に裏返す方法である（図7-11）。次いで切開から縫合を組織に通す。深さは親指や他の指での触診で誘導する。いずれの方法を用いて鼻筋に縫合糸を通すにせよ，仮結び時に外貌は対称で，求める彎曲度とはっきりした鼻翼基部が獲得されねばならない。縫合糸を結節するのは第2の縫合をかけてからにする。第2の縫合は，目的とする鼻翼の回転に応じて鼻翼基部のより高い位置かより外側に置く。縫合は一般に2針が適切である。

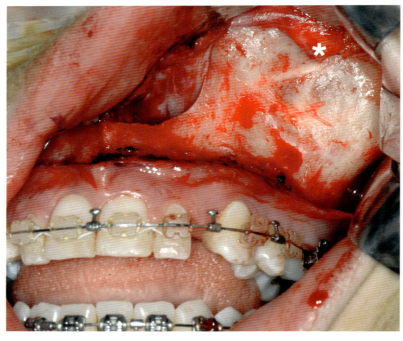

図7-9　左上顎前部の前面全体の露出。眼窩下神経（*）の位置に注意。

1 上顎へのアプローチ

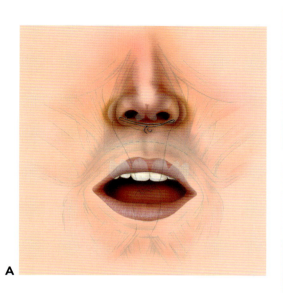
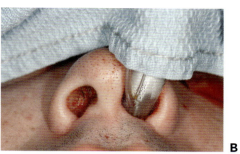
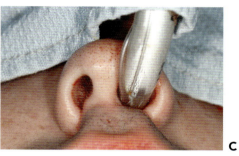

図7-10　A：鼻翼シンチ縫合が鼻翼の幅に及ぼす影響を示す。縫合糸を結ぶと鼻翼幅は減少する。B, C：鼻翼シンチ縫合実施前（B）と後（C）。縫合後の違いに注目。

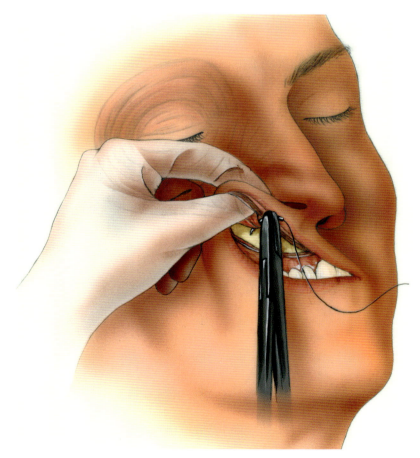

図7-11　指先で口唇と鼻翼基部を翻転しておいて縫合糸を通す。

上顎口腔前庭切開が鼻翼基部を横向きに走行し，骨膜下切離が梨状口縁に沿う場合には，閉創時にV-Y形成縫合が推奨される。上顎口腔前庭切開を閉創するときに，皮膚鈎で口唇側粘膜切開線の正中を引っぱり上げる（図7-12）。3，4針の緩徐吸収性縫合糸で唇の組織を正中に集める。切開の両側の粘膜，粘膜下組織，唇の筋組織に針をかけて引き合わせ，縫合する。1cm分の組織をこの方法で閉じるとほとんどの場合，唇の正中に突出部が形成される（図7-13）。このステップを適切に行うと，口唇は正中で前方に膨らんで赤唇の露出量が最大になる。この腫大は7〜10日ほどで次第に落ち着き，より正常な外観が得られる。

　V-Y形成術の垂直部の形成に続いて，切開の正中線上に縫合糸を1針かけて側方の水平切開部を対称に閉鎖できるようにする。

　水平切開を閉じるときには後部から開始して，吸収性糸で粘膜，粘膜下組織，筋，骨膜を拾った連続縫合（3-0吸収性糸）を行うのがよい。切開線の下方側での針を通す位置を上方縁に比べて少しずつ前方に置くことで，上縁を正中線に向かって徐々に前進させる。V-Y形成に加えて，この操作によって緩んだ筋を引き伸ばして，適切な位置に再付着させる（図7-14）。犬歯間部では縫合を切開縁の近くに通して，粘膜を集め込まないようにし，口唇を内側に巻き込んで赤唇露出量を減らすことがないようにする。

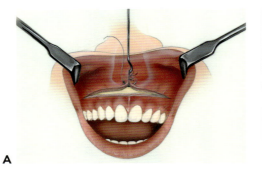 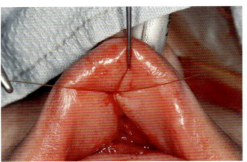

図7-12　A，B：口唇切開のV-Y形成による閉創。皮膚鈎を正中線にかけ，緩徐吸収性縫合糸で両側の粘膜，粘膜下組織，筋を縫い合わせる。閉創の「Y」部分は，約1cmほど寄せて縫合する。縫合後は口唇は目立って翻転して突出する。

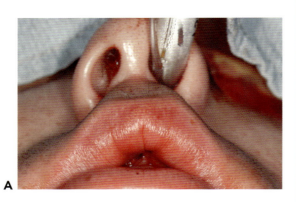 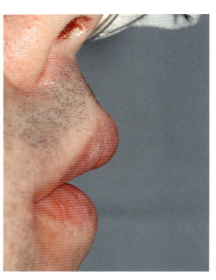

図7-13　口腔前庭切開のV-Y形成閉創後の口唇の正面観（A）と側面観（B）。この手法でできた"突出"に注目。

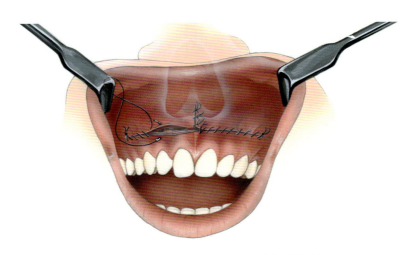

図7-14 切開の残りの部分は，上側を前方に引っ張るように閉じる。

中顔面デグロービングアプローチ

　口腔前庭切開によって得られる展開範囲に外鼻骨格の露出を足し合わせることで，中顔面骨格への露出アプローチができる。中顔面デグロービングアプローチmidfacial degloving approachは上顎口腔前庭切開と鼻内切開の組み合わせで，最大の利点は傷跡が見えないことである。

手術解剖

　このアプローチに必要な解剖は前述した。これに加えて，関連した鼻の解剖学の知識が必要である。これらの詳細については，第13章(→221頁)と第14章(→241頁)を参照していただきたい。

手術手技

ステップ1　血管収縮薬の注射と手術前処置

　経口または顎下気管内挿管による全身麻酔が好ましい。このアプローチは，経鼻挿管下に行うことは不可能である。
　上顎口腔前庭アプローチで記したように血管収縮薬を口腔前庭に注射する。さらに，鼻にも術前処置を行う。鼻毛は15番メスか剪刀で剃毛し，鼻腔をポビドンヨード液で洗浄する。鼻腔内パックと血管収縮薬注射の組み合わせで術中の出血を抑制する。4％コカイン，0.05％オキシメタゾリンなどの血管収縮薬つきのパックを，鼻甲介と骨軟骨性の鼻屋の下に鼻腔底の全長にわたって置く。血管収縮薬の局所浸潤で止血を助け，組織の層を分離することによって切離を容易にする。骨軟骨性骨格と皮膚の間に，上の皮膚の変形をできるだけ起こさないように浸潤し，さらに粘膜下にも行う。外側鼻軟骨と大鼻翼軟骨の間と，切開を行う鼻中隔膜様部に少量の血管収縮薬を浸潤する。

> **ステップ2** 鼻内切開

　このアプローチに必要な連続した3つの鼻腔内切開は，両側の軟骨間切開bilateral intercartilaginous incision，鼻中隔膜様部切開transfixion incision，両側梨状口切開bilateral piriform aperture incisionである（図7-15）。

　軟骨間切開（鼻限切開limen vestibuli incision）は，外側鼻軟骨と大鼻翼軟骨の接合部を分離する。この切開は両者の間をつなぐ腱膜様の疎性結合織（スクロールエリア）を切断する。鼻翼を二爪皮膚鉤で引いて大鼻翼軟骨の下縁を同定する。皮膚鉤で大鼻翼軟骨を挙上すると外側鼻軟骨の下縁が粘膜のみに被覆されて鼻前庭内に突き出てくる。外側鼻軟骨の下縁を鼻限の外側端から切開し始め，内側では鼻限のおよそ2mm尾側へ続ける（図7-16）。切開を鼻限から2〜3mm尾側に置くことが鼻弁部に不要な瘢痕を作らないために不可欠である。切開はそこから鼻弁の前方の鼻中隔膜様部へと曲がり，そこで鼻中隔膜様部切開とつながる（図7-16C）。切開の長さは横方向で梨状口に届かねばならない。

　鼻中隔軟骨の尾側（下側）端に鼻中隔膜様部切開を置き，軟骨間切開につなげる。鼻中隔膜様部切開は鼻背と鼻柱を覆う軟組織を鼻中隔から切離する手技である。軟骨間切開の正中端から鼻中隔軟骨の尾側の縁に沿って前鼻棘に向かって切開する（図7-17）。梨状口の基部に至るまで完全に切開する。鼻中隔軟骨の尾側の縁を切開する際，鼻中隔膜様部を鼻中隔側に付けたままにするのがよい。一方から反体側へメスで完全に鼻中隔膜様部切開を行う必要がある。鼻翼軟骨（群）を鼻中隔から遊離できるように，鼻中隔膜様部切開を鼻中隔角周囲まで延長することが不可欠である。

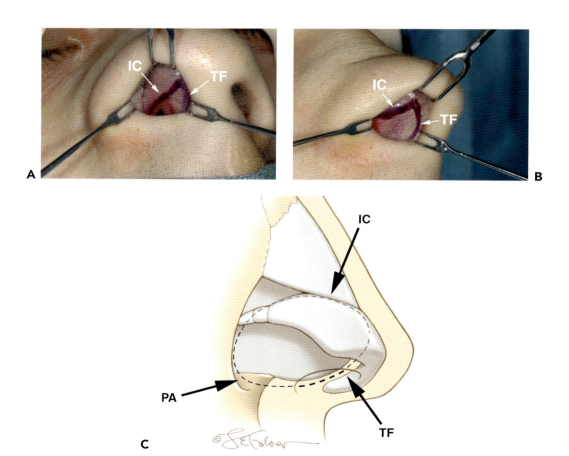

図7-15　顔面デグロービングアプローチのための鼻腔内切開。鼻の軟骨骨格から鼻尖を"遊離"させるために必要な3つの鼻腔切開を示す正面観（**A**），側方観（**B**），図解（**C**）。IC：軟骨間切開intercartilaginous incision，TF：鼻中隔膜様部切開transfixion incision，PA：梨状口切開piriform aperture incision。

7 上顎へのアプローチ

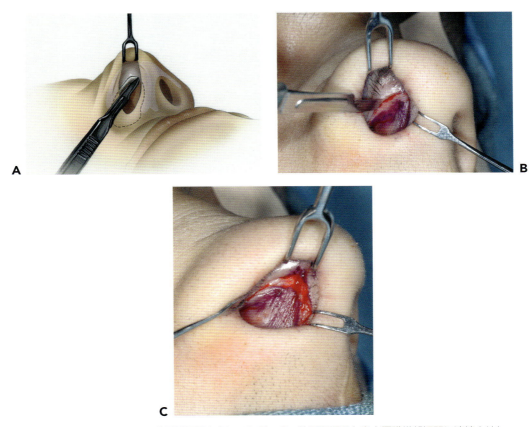

図7-16 軟骨間切開。A, B：軟骨間切開を行っている。C：軟骨間切開を鼻中隔膜様部切開に連続させた。

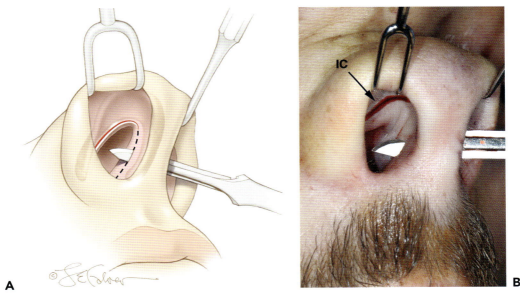

図7-17 鼻中隔膜様部切開。A, B：鼻中隔の尾側縁の膜様部を貫通する切開（破線）。IC：軟骨間切開 intercartilaginous incision。

3番目の鼻腔内切開は梨状口に沿って鼻腔底を横切るもので，軟骨間切開の側方部分と鼻中隔膜様部切開の後端とをつなぐものである。皮膚鉤を鼻孔縁と鼻翼にかけて，メスまたは彎曲したBeaverナイフを使って梨状口縁に沿って直接骨に至る切開をする。あるいは，上顎口腔前庭切開後に鼻粘膜を切開してもよい（図7-18）。剪刀を挿入して広げて，鼻腔内切開が鼻前庭全周にわたることを確認する（図7-19）。

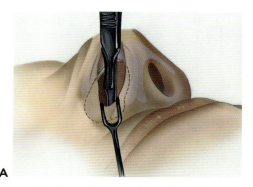 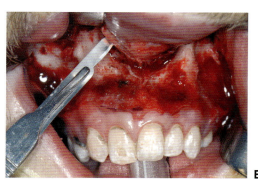

図7-18　梨状口切開。**A**：内方への鼻中隔膜様部切開に始まって梨状口に沿って切開し，側方では軟骨間切開に続ける。**B**：上顎口腔前庭切開部から同等の切開を行う。

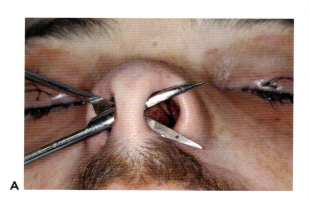 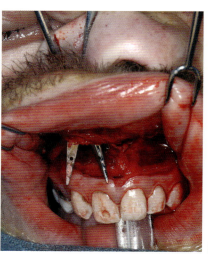

図7-19　**A**：鼻中隔膜様部切開が完了して軟骨間切開に連続していることを剪刀で確認しているところ。**B**：梨状口縁の切開が完成していることを確認しているところ。

ステップ3　鼻背と鼻根の露出

　軟骨間切開により鼻背と鼻根へのアクセスが得られる。粘膜，粘膜下組織，腱膜組織，軟骨膜を切開してから，メスで鋭的に，あるいは先尖の剪刀で鈍的に軟骨膜下を切離すると外側鼻軟骨から軟組織を遊離できる（図7-20）。切離を軟骨膜下の層で行うことでより表層の筋や鼻への血行の損傷を防ぐ。鼻骨の下縁まで，あるいは正中をまたいだ反対側の切離は，各々の側の軟骨間切開を介して行う。遊離した軟組織を引けば鼻骨下縁にメスで鋭的に骨膜切開できる。鼻骨の骨膜下層を手術に必要なだけ切離するにはCottle，Joseph，Freerなどの鋭利な骨膜剥離子が有用である（図7-20D）。上顎口腔前庭切開を行うと，ここから梨状口の側方の軟組織剥離も容易である。

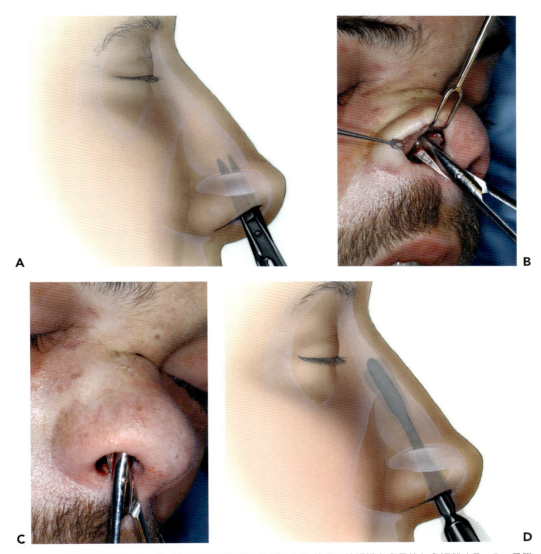

図7-20　鼻骨格の展開。A～C：軟骨間切開を通して挿入した剪刀で軟組織を鼻骨格から切離する。D：骨膜剥離子で鼻骨格から骨膜を切離。

第4部　顔面骨格への経口アプローチ

> **ステップ4** 上顎前庭切開と骨膜下剥離

前述の標準的上顎口腔前庭切開後に骨膜剥離子で骨膜下剥離を行って上顎と頬骨の前面を露出させる。梨状口の下方部で鼻腔に入るのに骨膜下剥離をすると各鼻孔を取り囲む切開になる。梨状口の上部の骨膜下切離を，鼻骨と外側鼻軟骨の骨軟骨膜下切離に連続させる。皮膚鉤で口唇と鼻柱を引き上げると，鼻中隔と外側鼻軟骨から鼻尖を"剥ぎ取れ"る（図7-21）。Penroseドレーンを鼻孔から口腔に通し軟組織を引っ張り，これを前額部のドレープに留めて，自己保持型開創器として使える。残って連続しているところを骨膜剥離子で剥離すれば，軟組織の"面"は鼻骨前頭縫合まで容易に挙上できる。内眼角靱帯を剥がさないように注意する必要がある。

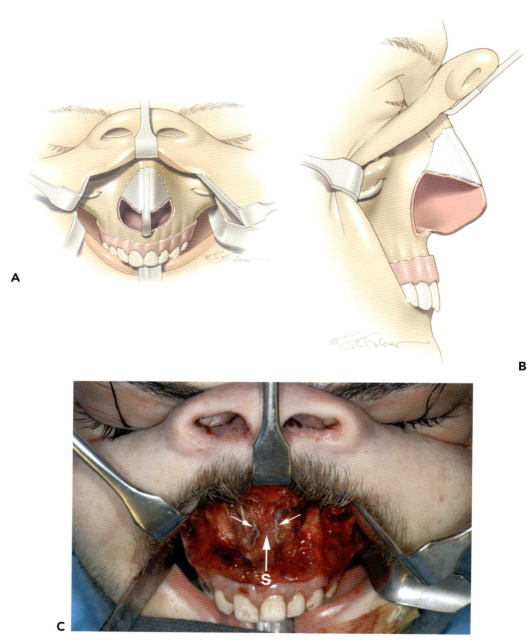

図7-21　中顔面の露出。獲得できた展開の正面観（A, C）と側面観（B）。口唇鉤は鼻梁にかけ，10時と2時の位置のものは眼窩下縁にある。S：鼻中隔nasal septum，小矢印：鼻中隔膜様部切開で切離された鼻中隔粘膜。

ステップ5　中顔面骨切り

手術で必要な場合，中顔面骨切りmidfacial osteotomyを行うことでより深部の構造が展開できる。例えば，鼻前頭管や篩板への経路として鼻錐体を除去することができる。上顎の前部を除去して上顎洞や篩骨洞を展開できる。このアプローチで部分的Le Fort骨切り術あるいはLe Fort骨切り術全体も実施できる。

ステップ6　閉創

術中に内眼角靱帯が外れた場合，上顎骨前頭突起と涙骨への靱帯付着を注意深く再建しなければならない。

軟組織を再び顔面骨格にかけ直し鼻尖を元の位置に戻す。鼻腔内の軟組織切開の縫合は，4-0吸収性縫合糸でよい。上顎口腔前庭切開は，前述のように鼻口唇筋群を復位して，鼻翼シンチ縫合と，場合によってはV-Y形成を加えて閉創する。軟組織を鼻骨格に再被覆して血腫の形成を防ぐのに外鼻スプリントが役立つ（第13章参照）。鼻孔形態を維持し深部での癒着を防ぐために，短くした鼻内のスプリントを48時間装用させるのもよい。

中顔面骨格へのWeber-Fergussonアプローチ

上顎と鼻腔の様々な限局性腫瘍，炎症，外傷の手術に上顎と鼻腔の経口経路で十分なアクセスが得られる場合も多い。歴史的に見るとWeber-Fergusson切開とその変法でより大きな展開が得られている。

Weber-Fergusson切開は必要に応じて縮小したり延長したりして用いられる。特記すべきことは，このアプローチでできる瘢痕は顔面のエステティックユニット（整容単位）の間に位置するので，切開時の注意事項を守っていれば外から見える瘢痕は最小限にとどまる，ということである。

手術解剖

頬の外側部の手術解剖は本章の前半で説明した。ここでは口唇と眼窩外側部の解剖を追加する。

口輪筋は上唇の中央部では，通常描写されているような周回している帯状ではない。口輪筋の線維は人中の位置で口唇に織り込まれる。長短の線維が交差して（図7-22A）人中稜の筋塊に加わる。上唇挙筋は，眼輪筋眼窩部の深部から出て口輪筋の表層を下降し，人中稜の下2/3の筋塊に合流する（図7-22A, B）。高位での上顎切除のように上唇挙筋の起始を切除すると必ず同側の口唇の下垂を来す。これは上顎の下部切除では起きない。中顔面部を残存骨に吊り下げ縫合することで，この解剖学的欠損の一部は補填できる。

眼窩外側の領域には知覚/運動神経のある場所がある。頬骨隆起のすぐ上には，三叉神経第1枝（眼神経）の枝の涙腺神経lacrimal nerveの終枝である頬骨顔面神経zygomatico-facial nerveと頬骨前頭神経zygomatico-frontal nerveの出口がある[*]。眼窩下神経（図7-22B）については前述したが，Weber-Fergusson切開による術野展開の都合と疾患の病理学的性状により，切断することも保存することもある。

---

[*]訳注：日本解剖学会の『解剖学用語　改訂13版』（医学書院，2007）では，頬骨顔面枝と頬骨側頭枝はともに三叉神経第2枝（上顎神経）の枝である頬骨神経zygomatic nerveの分枝とされている。

第4部　顔面骨格への経口アプローチ

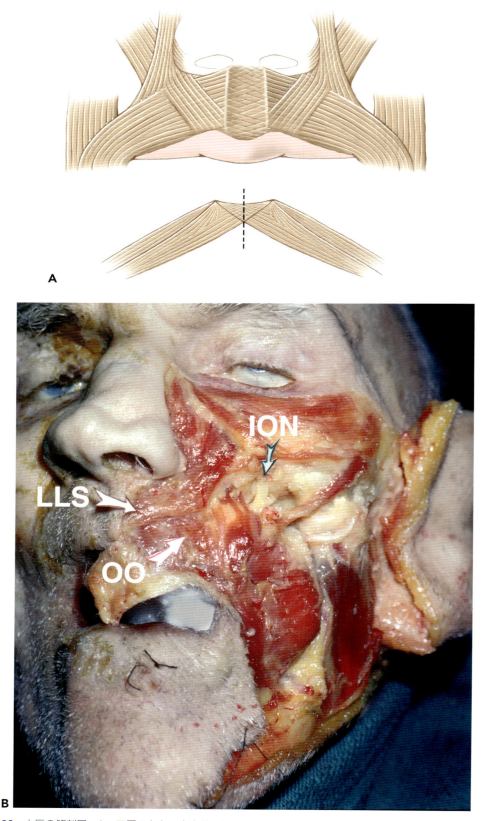

図7-22　上唇の解剖図。**A**：口唇の左右の人中稜に筋線維がどのように組み込まれるかを示す断面図。破線は上唇切開の位置である。**B**：口輪筋（OO；orbicularis oris）の表層を走る上唇挙筋（LLS；levator labii superioris）を示す。眼窩下神経（ION；infraorbital nerve）も見える。

手術手技

ステップ1 血管収縮薬の注射

アドレナリン加局所麻酔注射と低血圧麻酔を使うと中顔面部手術の出血を減らせる。皮膚にマーキングした予定切開線に沿って局所麻酔薬を注射する。翼上顎裂からの出血を減らすためにここへの注射を追加するのもよい。

ステップ2 切開

Weber-Fergusson切開を部分ごとに分けて説明する。手術操作や腫瘍の性質によって骨膜下切離も骨膜上切離もある。

口唇：血管収縮薬注入の前に皮膚赤唇境界にメチレンブルーでマーキングする。

1mmのズレでも会話する距離から認識できる。人中稜での切開が推奨されてきたが，皮膚接合部に小さな2mm程度のステップを置くか否かにかかわらず，審美的に最も好ましい切開は正中切開である（図7-23A）。上唇の下に平らな鉤または舌圧子を置いて支えながら10番メスで切開するのが最もきれいである（図7-23B）。

鼻の下部：鼻下部の切開は鼻柱基部を回り，鼻孔下の隆起nostril sillの直下を進む。鼻孔に垂直な切れ目を入れるのがよいともいうが，なくてもよい。切開は鼻翼基部には入れず周囲に置く。切開を鼻翼基部側方1〜2mmに維持すると閉創が容易になるうえに整容上もよい。

鼻の側方部：鼻の側方の切開は頬と鼻の境界に沿う（図7-23）。このエステティックユニットの境界線は頬と鼻の皮膚割線（最小皮膚緊張線）に沿わない。しかし，このエステティックユニットの境界線は陥凹の中にあるので，横断すると瘢痕による引きつれが生じる。上唇動脈の鼻翼枝から出血することがある。鼻翼と鼻の側方の切開は，鼻内と篩骨洞部への"側鼻切開 alotomy"として単独で用いるのもよい。より広く展開する場合は，以下の追加切開を行う。

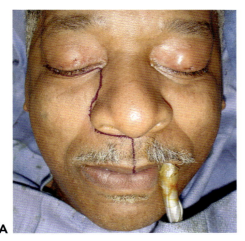 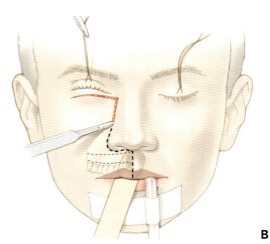

図7-23　A，B：Weber-Fergusson切開。上唇の切開は口唇の正中で人中稜の真中に置くことに留意。切開の際に口唇を支えるのに舌圧子を使用している。口腔内切開（薄い破線）は，場合によって歯頸部切開（歯があるとき）か口腔前庭かに置く。

上眼瞼への延長切開の2経路：上眼瞼経路と下眼瞼経路

上眼瞼への延長：篩骨を露出することが必要な場合，側鼻切開lateral nasal incisionを眉毛内側に向かって上方へ延長する。この切開は内眼角より内側に置き，必要に応じて内眼角靱帯を骨起始から剥離してもよい。上顎切除術に伴って眼窩内容摘出が予定されている場合は，側鼻切開を外眼角の上方約6mmのところまで続く重瞼線のシワに向かって延長する。眼窩内容摘出を行うときは眼瞼皮膚を眼窩上縁まで挙上し，そこで骨膜を鋭的に切離する。この場所から，9番の骨膜剥離子で眼窩尖まで骨膜を剥離する。

下眼瞼への延長：上顎だけにアクセスする場合は，側鼻切開を側方に向けて下眼瞼内へ延長する（図7-23）。切開の位置は術者によって下眼瞼睫毛下切開subciliary incision，瞼板下切開subtarsal incision（中下眼瞼切開mid-eyelid incision），眼窩下縁切開infraorbital rim incision，のどれもがありうる。瞼板下切開（中下眼瞼切開）は審美的にも優れ，適切に術後支持療法を行えばほとんどの例で眼瞼外反も起こさない。第2章で説明したように，この延長切開は側方から内側へ行うほうが容易である。頬骨弓にアクセスするときには，下眼瞼切開を外眼角の側方2.5 cmまで延ばすことができる。

口腔内切開：歯槽突起での切開は症例に応じて口腔前庭粘膜切開または歯頸部切開に置くことができる（図7-23B）。上顎口腔前庭アプローチは本章の前半で説明した（→119頁）。有歯顎患者で歯槽突起を保存するときにも歯肉とともに切除しなければならないときにも用いうる。しかし，Weber-Fergussonのアプローチが用いられる多くの場合，歯肉を被覆弁として用いることができる。例えば，歯槽突起と口蓋部分切除をしても軟組織が病変と無関係がない場合は，最後に頬側歯肉組織を被覆弁として残存口蓋軟部組織（存在する場合）に縫合して上顎洞口腔瘻孔を予防する。

歯槽突起が温存でき，上顎前面に上顎洞に続く大きな開口がある場合，切開を歯頸線に置いて被覆弁とし，軟組織の縫合が骨欠損部上ではなく，健全な硬組織上で行えるようにする。歯列に大きな無歯顎部分がある場合，口腔前庭切開は歯槽堤の頂上に移動させる必要がある。この操作は歯槽吸収を補填し，予想される口腔上顎洞瘻の可能性をほとんどなくし，口腔前庭内の瘢痕帯をなくすことによって良好な義歯の保持を期待できる（図7-24）。

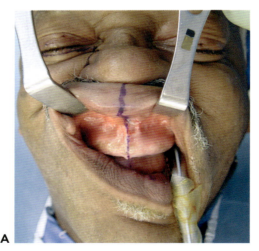 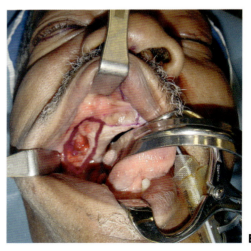

図7-24　無歯顎の患者で口腔前庭でなく歯槽頂を切開した。A：口腔内正中の切開を口唇切開から垂直に歯槽頂に延ばし，そこから側後方に曲げる。B：病変周辺の軟組織の安全域を描いてある。一方の切開は歯槽突起に，もう一方は病変を取り囲んで口腔前庭に置く。手術の最後に頬側粘膜を伸展弁として口蓋軟組織に縫合して口腔上顎洞瘻を閉じる。

ステップ3　上顎からの顔面皮弁（頬弁）の作成

　皮膚切開後は術式や病変に応じて，骨膜上あるいは骨膜下で顔面皮弁を上顎から挙上する（図7-25）。骨膜下切離ができる場合は骨膜剝離子で顔面皮弁を剝離する。骨膜上切離が必要な場合は，皮膚鉤で顔面皮弁を外側に引きメスで切離するのもよい。

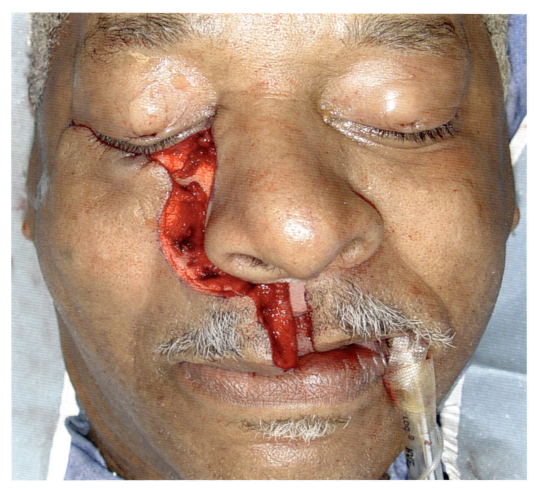

図7-25　顔面皮弁の切開と第1段階の切離が完了している。

顔面皮弁挙上中に眼窩下神経血管束が出てきたら，術式によって保存するか切断する。神経血管束を保存する場合は先尖の剪刀で周囲の骨膜から遊離する。神経血管束は，顔面皮弁の可動性を上げる必要があれば，神経血管束を弁から1～2cm剖出するのもよい（図7-26）。

眼窩下神経を犠牲にするなら孔のところで切断する。これにより顔面皮弁はよく動くようになり，頬骨上に翻転できる（図7-27）。

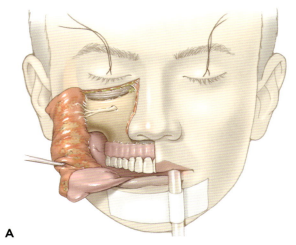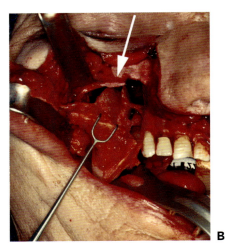

図7-26　A, B：眼窩下神経の保存（矢印）。骨切除の辺縁は，その直下にある。顔面皮弁の可動性を得るために，神経を頬の軟組織内から剖出してある。

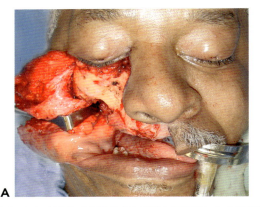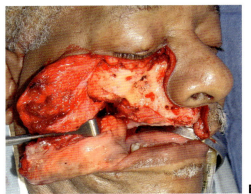

図7-27　前面から顔面皮弁を切離して露出した上顎の前面観（A）と側面観（B）。この症例での切離は，歯槽突起内の病変に相当する部位を骨膜上で切離したほかは骨膜下で剥離した。この症例では眼窩下神経は犠牲にした。

ステップ4 閉創

術式によっては，顔面皮弁の内側の露出面に分層植皮もできる（図7-28）。上顎前部で骨膜上切離を行った場合や，例えば上顎半側切除のように切除後の大きな口腔上顎洞交通がある場合に，植皮は特に有用である。

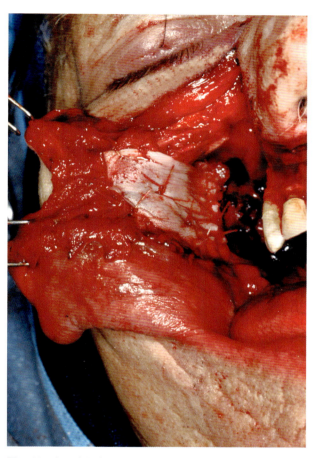

図7-28　顔面皮弁内面に貼った分層植皮。

大きな顔面切離後には，腫瘍切除による骨格支持の喪失あるいは組織弁を骨から剝離したこと自身による変形を予防するために，閉鎖時に固定源を修復する必要がある。梨状口部全体を遊離したときは鼻翼シンチ縫合（前述の口腔前庭切開を参照）を行うべきである。大きな顔面皮弁を挙上したときは，より深部組織に織り込んで固定しなければならない。顔面皮弁の正中側は縫合用に梨状口縁に開けた骨孔に緩徐吸収性あるいは非吸収性糸で留めるのがよい（図7-29）。顔面皮弁の上内縁は同様の方法で縫着するべきである。骨が残っていない場合は内眼角靱帯や骨膜に縫い付ける。頰の側方の組織は眼窩下縁に孔を開けて吊り下げる。顔面皮弁を安定した残存骨構造に適切に懸垂できないと，眼瞼外反，瘢痕の拡大，中顔面の垂れ下がりを生じる。

次いで上唇の皮膚粘膜接合部に縫合糸を通して，この重要な境界線を適切に再配置する（図7-29D）。必要ならばその後，口腔内閉創を行う。歯槽突起を切除した場合，頰側粘膜を口蓋粘膜側に引いて縫合して，口腔上顎洞瘻孔を閉鎖できることが多い（図7-30）。

皮膚と上唇を層ごとに閉じる（図7-31）。

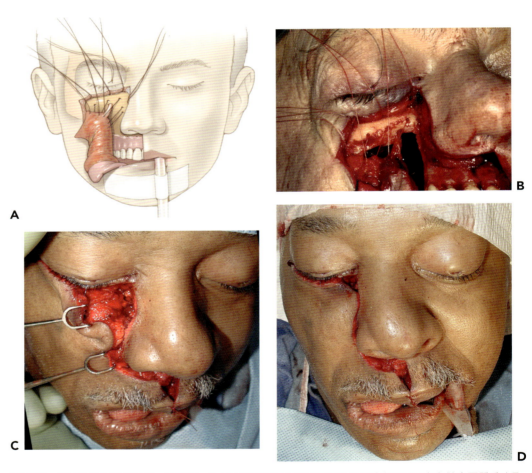

図7-29　顔面皮弁を骨の目印へ再懸垂。A, B：眼窩下縁と梨状口縁の骨に孔を開けて弁を縫合再懸垂する。C：懸垂縫合を締めたあとの所見。深部組織が適切な位置に固定されていることに注目。D：適切に再懸垂すると皮膚に緊張がないことを示す。

1 上顎へのアプローチ

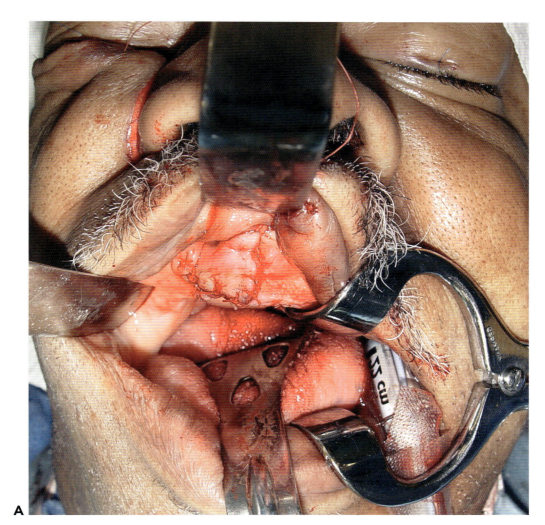

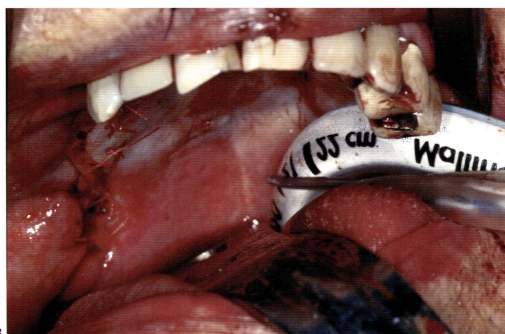

図7-30　口腔内縫合。A, B：頬粘膜の下を遊離し，引き伸ばして口蓋粘膜に縫合した2例。

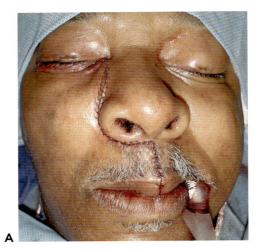 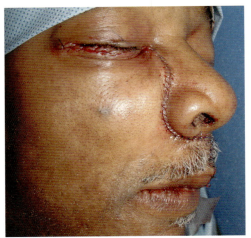

図7-31　皮膚縫合。皮膚と上唇の閉創を示す前方観（**A**）と側方観（**B**）。

8 下顎口腔前庭切開アプローチ

　下顎の口腔前庭切開アプローチmandibular vestibular approachは多種多様な手術に用いられる。これは下顎の正中癒合部から関節突起に至る，下顎骨の外側面全体へのかなり安全な経路になる。このアプローチの1つの利点は，手術中に絶えず咬合を評価できることである。患者にとって最も大きなメリットは，傷跡が口腔内にあって人目に触れないことである。このアプローチは比較的簡単かつ迅速に施行できるが，下顎角の下縁と下顎枝の一部などにはアクセスしにくい。合併症は少ないながら，オトガイ神経障害や口唇の歪みがありうる。とはいえ，これらはともに適切な手技で最小限にとどめられる。

手術解剖

オトガイ神経

　下顎体/正中部の手術で考慮しなければならない唯一重要な神経血管構造は，オトガイ神経血管束mental neurovascular bundleである。オトガイ神経mental nerveに伴走する動静脈は手術的見地からは重要でない。オトガイ神経は下歯槽神経inferior alveolar nerve（下顎神経mandibular nerve）の終枝で，下唇の皮膚と粘膜，オトガイ部の皮膚，前歯の唇側歯肉に知覚を送る。
　オトガイ神経は下顎の歯槽と下縁の中ほどで通常第二小臼歯の下方かやや前方に位置しているオトガイ孔mental foramenから出る（図8-1）。オトガイ神経は口角下制筋の下で3つの主な枝に分かれる。1つは下方へ向かってオトガイの皮膚に，他の2つは上方へ進んで下唇の皮膚/粘膜および歯肉に向かう。しかし分岐パターンは様々で，数本の細い分枝があることもある。枝は下唇に入ると表層にきて，下唇を翻転すると粘膜のすぐ下に見える。

顔面動静脈

　下顎口腔前庭のアプローチでは，下顎の角前切痕部antegonial notch（咬筋前切痕premasseteric notchともいう）で骨膜の破綻を起こさない限り顔面動脈facial arteryや顔面静脈facial veinには遭遇しない。
　顔面動脈は頸動脈三角carotid triangleで外頸動脈external carotid arteryから起始する。その分岐部またはその近くを顎二腹筋後腹posterior belly of digastric，茎突舌骨筋stylohyoid，舌下神経hypoglossal nerveが横切る。顎下三角submandibular triangleでは顎下腺の深部で腺の内面と上面に溝を作りながら表層を上行し，下顎下縁に達する。顔面動脈が咬筋masseterの前縁で下顎を横切るところでは表面側は皮膚と広頸筋platysmaで覆われていて，この位置で拍動を触知できる。

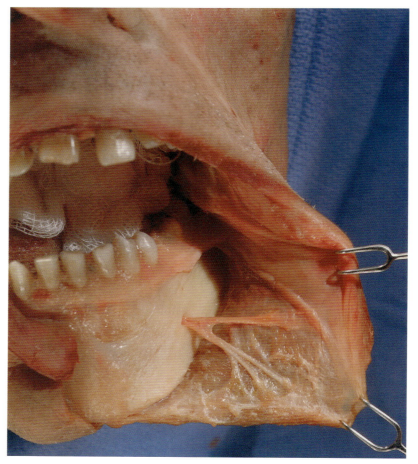

図8-1 オトガイ神経分枝の剖出。

　顔面静脈は眼角静脈angular veinや口唇静脈labial veinの最終排出路で，通常，動脈より後方かつ表層側に位置する。外科的に重要なことは，顔面動静脈が下顎下縁部で下顎骨に近いということである。骨と血管を隔てているのは唯一，骨膜のみである（図8-2）。

オトガイ筋

　下顎口腔前庭アプローチの際，手術上唯一重要な表情筋はオトガイ筋mentalisである。ここに関連する他のすべての表情筋は骨膜下切離で下顎骨から剝離され，軟組織を閉鎖することで容易に再付着する。しかし，口唇とオトガイの唯一の挙上筋であるという点でオトガイ筋は独特である。閉創時にこの筋を適切に再付着させないと，オトガイは"下垂"して下唇はたるんで動きが悪くなり，下顎前歯の露出度が増す。

　オトガイ筋は一対の小さな円錐状の筋で，下顎切歯の歯根の中央から根尖の少し下の高さにかけての場所から起始する。左右の筋はしっかりした隔壁と脂肪組織によって互いに分離されている（図8-3）。

　オトガイ筋の下部はオトガイ三角mental trigoneの側方から起始し，下方に向かってオトガイの皮膚の軟組織オトガイ隆起に入る。最も上部の線維は最も短かく，ほぼ水平に走ってオトガイの上部へ入る。下部の線維は最も長く，斜めあるいは垂直に走ってオトガイの下部の皮膚に入る。オトガイ筋の起始が口腔前方部の口唇溝（口腔前庭）の深さを決める。オトガイ筋は顔面神経の下顎縁枝支配である。

8 下顎口腔前庭切開アプローチ

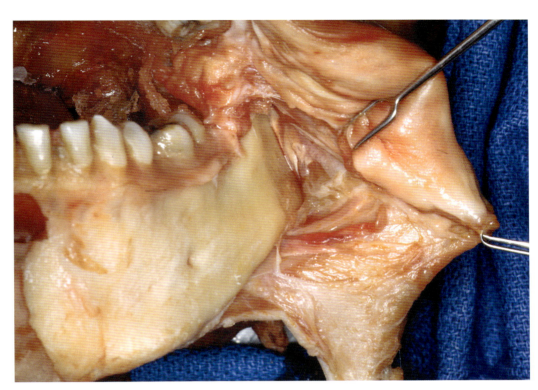

図8-2 下顎体を剖出して顔面動静脈と骨の関係を示す。骨と脈管を隔てるのは骨膜のみである。

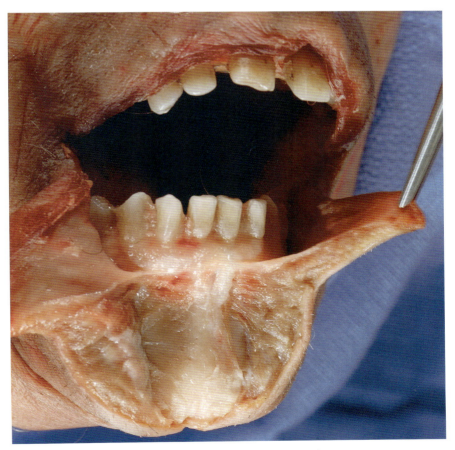

図8-3 オトガイの軟組織の断面を示す。オトガイ筋の筋線維の走行に注意。

頬脂肪体

頬脂肪体buccal fat padは本体部と4つの部分，すなわち頬部，翼突部，翼突下顎部，側頭部からなる。本体部は中央にある。頬部へ延びた部分は頬の表層側にある一方，翼突部，翼突下顎部，側頭部はより深い位置にある。

頬部伸展部は頬脂肪体の最も浅層の部分であって頬にハリを与える。これは耳下腺管parotid ductの下で頬に入り，咬筋の前縁に沿って下方へ延びて下顎骨の臼後三角 retromolar triangleに向かう。これは頬筋が頬を横断している大半の部分を覆う。脂肪体は頬の範囲では下顎枝の前方にある。尾側へは口腔内では下顎第三大臼歯の咬合面の高さまで延びる（図8-4）。その前方限界は頬脂肪体と同じ層にある顔面動静脈である。耳下腺管は頬脂肪体の表層にあり，頬脂肪体と頬筋を貫通して，第二大臼歯に対向するところで口腔に開く。

頬脂肪体は頬部方向へは咬筋筋膜まで延びる。咬筋筋膜は深部へ延びて頬筋の外側の筋膜と混じり合う。この筋膜層が頬筋に接する頬部脂肪の深部側の境界である。

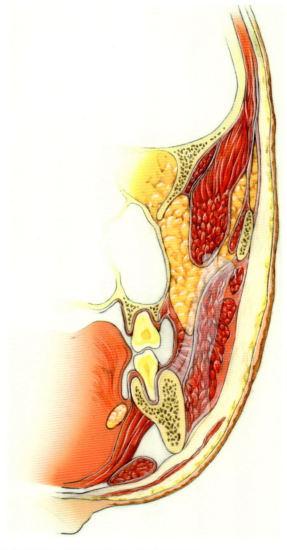

図8-4　頬脂肪体と臼後三角の関係。脂肪体は下方に延びて咬合平面の直上まで存在することに留意。咬合平面よりも上方で頬筋を横断すると頬脂肪体へ入る。

手術手技

以下に記載するのは，下顎の外側面全体を露出するときの手法である．切開の長さと骨膜下剝離の範囲は，関心領域と手術の範囲によって決まる．歯のある患者には口腔前庭アプローチを行うが，歯列に大きな欠損がある場合は前庭切開でなく歯槽頂に沿う切開も考慮するとよい．

ステップ1　血管収縮薬の注射

口腔粘膜，粘膜下層，顔面筋には血流が多い．血管収縮薬の粘膜下注射で，切開や切離中の出血を著しく減らせる．

ステップ2　切開

犬歯から犬歯までの前歯部では下唇を外翻させて，粘膜切開にはメスか電気メスを用いる．切開は前方の口唇内へ彎曲させてまっすぐに置き，歯肉側に粘膜を10〜15 mm残す（図8-5）．上唇に延びるオトガイ神経の枝は粘膜の直下に見えることが多いので，切開は粘膜のみにとどめることが大切である（図8-6）．粘膜を切開すると，下にあるオトガイ筋がはっきりと見える．筋線維を鋭的に切離して斜めに下顎に向かう（図8-7）．

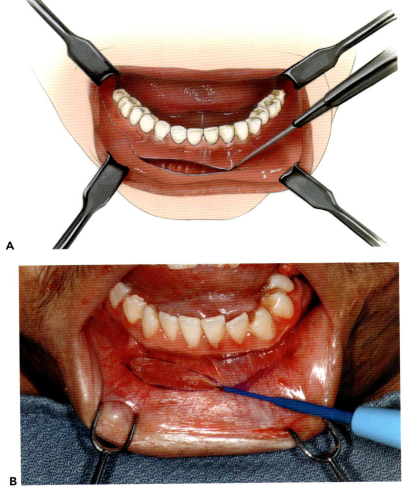

図8-5　A, B：口腔前方部の切開を口唇内に外し，下層のオトガイ筋線維を露出させた．

第4部　顔面骨格への経口アプローチ

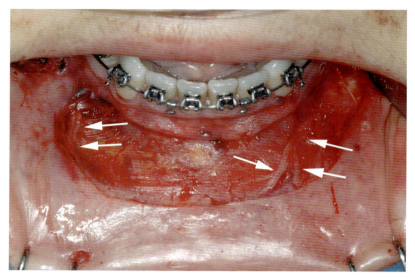

図8-6　粘膜直下のオトガイ神経の枝を示す（矢印）。

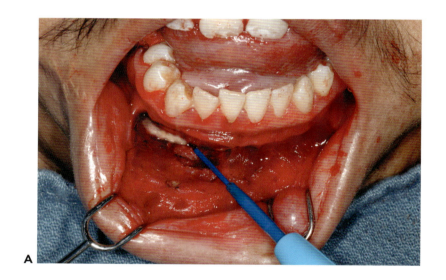

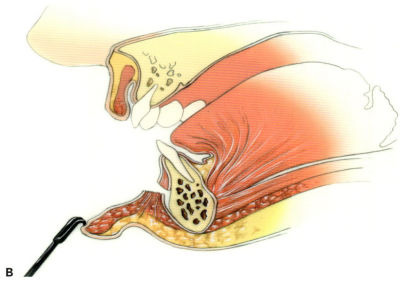

図8-7　A：オトガイ筋を斜め方向に切って骨に至る。B：下顎正中部の横断図で切離経路を示す。

オトガイ神経を避けて切離することが重要なので，犬歯部と小臼歯部では切開をより上方に置かねばならない（図8-8）。犬歯/小臼歯部でより下方に切開を置くと，オトガイ神経の枝を切断する可能性がある。したがって，オトガイ孔の上を切開するときには，この神経を切らないようにメスは骨に対して垂直に使う。骨に達したときには十分な量のオトガイ筋の起始部が残っていて，閉創時にしっかり縫合できるように切る（図8-9）。

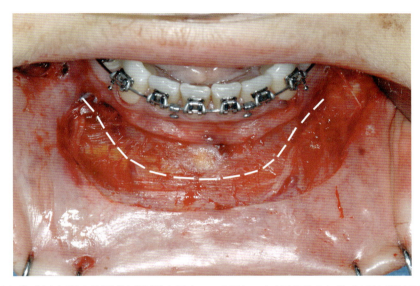

図8-8　オトガイ筋を切断する切離線（破線）を示す。この写真ですぐ見えるオトガイ神経を避けるために，切開の後部が下顎骨のより高い位置にあることに注意。

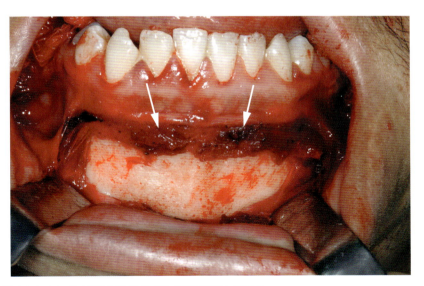

図8-9　切断されたオトガイ筋の起始部（矢印）が下顎に残してある。

下顎体より後方では，切開を歯肉頬移行部から3〜5 mm下方に置く（図8-10）。遊離粘膜を歯槽突起側に残しておくと閉創が容易になる。切開の後方部は外斜線上に置いて，粘膜，粘膜下粘膜，頬筋，頬咽頭筋膜，骨膜を切る（図8-5A）。切開は下顎歯列の咬合面より上方には出ないようにして，頬脂肪体が手術野に脱出して邪魔になることを防ぐ。頬脂肪体の頬部は通常，咬合平面の高さより下方には存在しない（図8-4）。この高さに切開を置くことで，臨床上問題にならない構造とはいえ，頬動脈と頬神経の損傷を避けられる。頬動脈は切れて出血しても電気メスの凝固で容易に制御できる。

　無歯顎の下顎では，切開は歯槽頂に置いて付着歯肉を分割する。この切開はオトガイ神経に対するリスクが最小限で，閉創も容易である。歯槽萎縮をきたすと下歯槽神経血管束とオトガイ孔が下顎骨の上面にくる。この場合には，触診で容易にわかるオトガイ孔の位置の後方と前方の歯槽頂切開から骨膜下剥離をして，オトガイ神経の正確な位置を把握する。後方では，切開線は第二大臼歯のところで歯槽頂を離れて側方に進むことで，第三大臼歯部の真上を通ることもある舌神経を損傷しないようにする。上行枝に切開を置くのは神経を回避するのに役立つ。

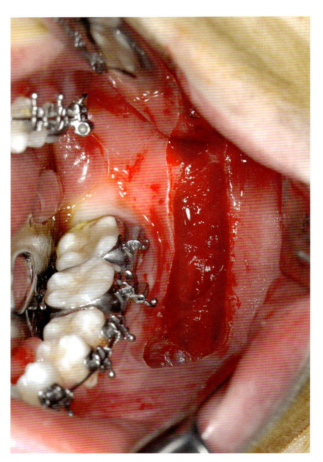

図8-10　下顎枝と下顎体後部を口腔前庭切開で露出したときの切開の位置。閉創を容易にするために付着歯肉側に可動粘膜を付けてあることに注意。

ステップ3　下顎の骨膜下剥離

　骨の表面に到達してからはオトガイ筋を骨膜下で剥離する（図8-11）。正中部の下縁から剥離して下唇組織を避けやすくする。下顎体では骨に進入するSharpey線維が少ないため，骨膜下剥離が正中部に比べて容易である。オトガイ神経血管束を注意して剖出して翻転すると，軟組織を下顎骨からより遊離しやすくなる。オトガイ孔全周の骨膜を完全に切離する。顔面軟組織を側方に引いてオトガイ神経にわずかに緊張をかけ，突っ張った骨膜を神経線維の向きに平行にメスで縦に2，3か所切開する（図8-12A，B）。骨膜剥離子の鋭端でオトガイ孔の骨膜を削ぐ。残りの骨膜付着は，先尖の剪刀で切離する（図8-12C，D）。この剥離でオトガイ神経の枝も可動化して顔面組織を避けやすくなり，下顎をよりよく露出できる（図8-12E，F）。次いで下顎体/頸部の外側面に沿って後方へ切離する。骨膜直上にある顔面血管を損傷しないように骨膜下切離を進める（図8-2）。

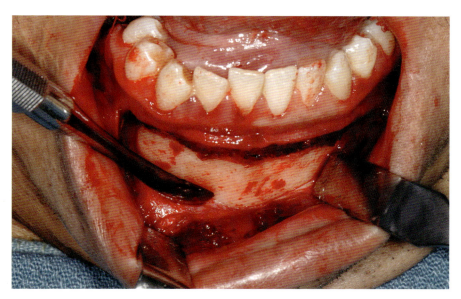

図8-11　下顎骨前方部でオトガイ筋を骨膜剥離子で剥離する。

第4部　顔面骨格への経口アプローチ

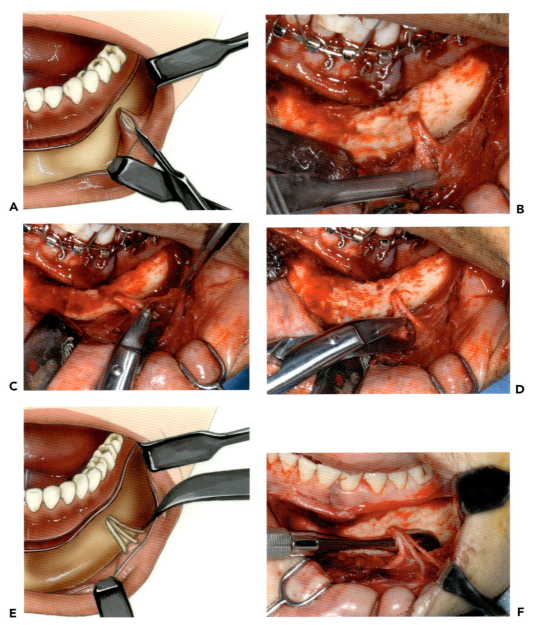

図8-12　オトガイ神経の剖出。A, B：オトガイ神経分枝を覆う骨膜の切開。C：神経枝の骨膜を切開。D：剪刀でオトガイ神経の個々の枝を剖出して可動性を増す。E：包んでいる骨膜からオトガイ神経の枝を剖出する。F：オトガイ孔の下の骨膜を骨膜剥離子で剥離する。オトガイ神経の枝が遊離されて可動性が高いことに注目。

下顎上行枝前縁を剝離すると頰筋の付着が外れて上方に引きやすくなり，頰脂肪体は脱出しにくくなる（図8-4）。筋突起の先端にできるだけ近い位置で骨膜剝離子の鋭端を骨と筋との間に挿入し，下方に向かって剝離すると容易に剝離できる（図8-13）。切れ込み付きの直角の鉤（図8-14）を筋突起の前縁にかけて，粘膜，頰筋，側頭筋の腱を上方に引いておいて剝離を進める。下顎枝の内側面も少し剝離するとよりアクセスしやすくなる。筋突起の上部1/3を剝離してから曲のKocher鉗子で筋突起を把持すると，自己保持式開創器として使用できる。

　直角の鉤で頰の組織を側方に引いておいて下顎枝の外面から咬筋を剝離する（図8-13）。骨膜剝離子を下向きに動かすときれいに剝離できる。下顎骨の後縁と下縁は直接には見えにくいが，骨膜剝離子やJ-ストリッパで翼突筋を容易に剝離できる。上方に向けて剝離すると下顎頸や下顎切痕全体を露出できる。下顎枝の視野を維持するのに，下顎切痕や下顎下縁の下にBauer鉤（図8-15）をかけるとよい（図8-16）。LeVasseur-Merrill鉤も，下顎骨後縁に滑り込ませて嵌め込むと咬筋を側方に保持しておくのに有用である。

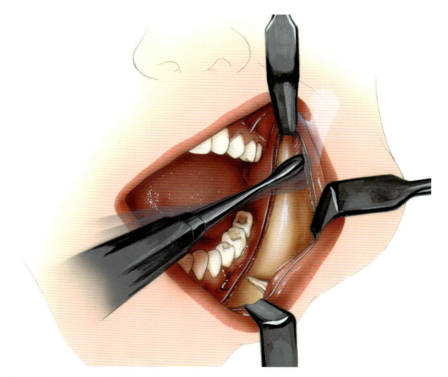

図8-13　下顎枝の骨膜下剝離。

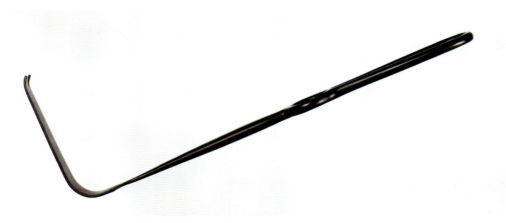

図8-14　切れ込み付き下顎枝用直角鉤。"V"字型の切れ込みを上行枝に当てて上方に引いて組織を排除する。

第4部　顔面骨格への経口アプローチ

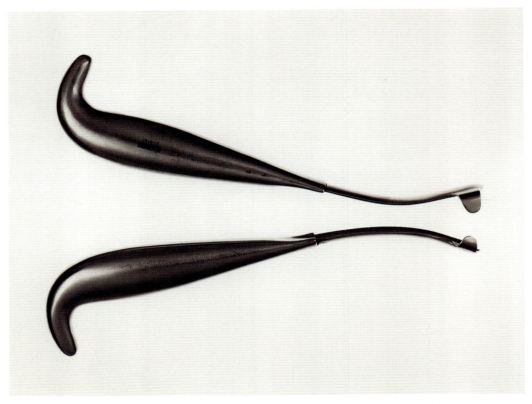

図8-15　Bauer鈎。柄に対して直角に付いた突起は，咬筋を避けるときに下顎切痕や下縁に引っかけて使う。

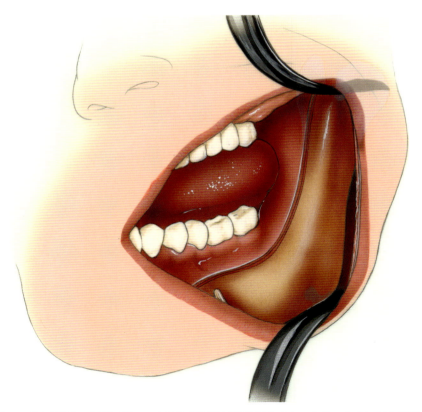

図8-16　Bauer鈎を挿入して展開する。一方の鈎の突起は下顎切痕にあり，もう一方のものは下顎下縁にかけてあることに注目。

8 下顎口腔前庭切開アプローチ

ステップ4　閉創

　前方部以外では単層に縫合してよい。閉創は後方から吸収糸で始める。可能な限り粘膜，粘膜下層，顔面筋の断端，骨膜に針を通す。粘膜の単純縫合のみでは，顔面筋の牽引力で下顎骨の異常に低い位置に再付着するようになるので不適切である。前方犬歯部へ閉創を続ける。ここまでの縫合は締める（図8-17）。唇とオトガイが下垂しないように，オトガイ筋をその起始にきっちり再縫合することが不可欠である。オトガイ筋の切断端を接合するのに3針以上の吸収糸を置く（図8-17）。

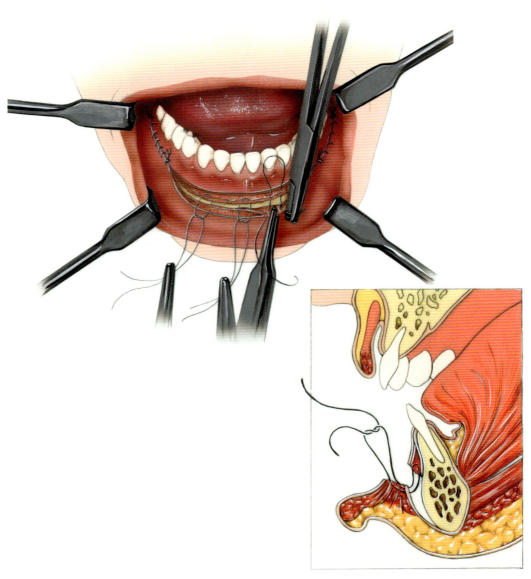

図8-17　切開後方部の閉創は1層に縫う。前方部では，粘膜を閉創する前にオトガイ筋にdelayed sutureを置く。

第4部 顔面骨格への経口アプローチ

　切離した筋の付着部を露出させるように下唇を外翻させて持ち上げ，切離したオトガイ筋付着部を見えるようにして縫合しやすくする（図8-18A）。遅吸収性縫合糸を左右のオトガイ筋の付着部と断端に通しておき（図8-18B, C），次に正中に別の縫合を置く（図8-18D）。縫合糸を結ぶときにオトガイ唇溝を押さえてサポートするとよい。結節したときに下唇が下顎骨にしっかり沿っていなければならない（図8-18E）。次いで，吸収糸の連続縫合で粘膜を閉じる。

　血腫を予防し，再縫合した顔面筋の位置を維持するために，経下顎口腔前庭手術のあと数日間は，弾力性絆創膏などでの圧迫包帯を行うことが有効である（図8-18F）。

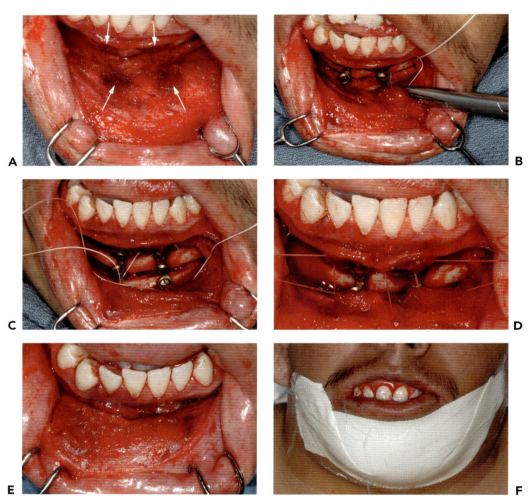

図8-18　口腔前庭切開による下顎前方部へのアプローチの閉創。A：オトガイ筋付着（上矢印）と起始部（下矢印）の同定。B：遅吸収性糸をオトガイ筋起始部に通す。C：次いで，切離された付着部に縫合糸を通す。D：delayed sutureを左右の筋に各1針，正中に1針，計3針配置する。E：縫合糸を締めたところ。F：手術終了時に弾力性絆創膏を付ける。

第5部

顔面皮膚切開による下顎へのアプローチ

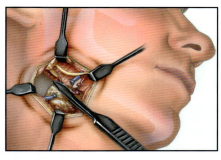
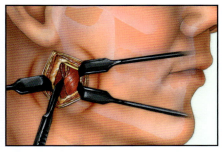
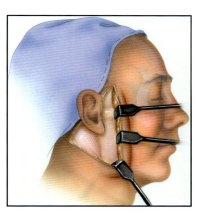

下顎骨は顔面の皮膚切開によっても露出できる。下顎骨の目的部位によって切開も解剖学的構造も大きく異なる。本セクションでは顎下部アプローチ，下顎後アプローチ，除皺術切開によるアプローチを扱う。これらはすべて，下顎骨の後方部分を展開するのに用いられ，そのすべてに注意すべき重要な解剖学的構造がある。ただし，下顎骨正中部への経皮的アプローチには解剖学的に危険性がほとんどないので提示していない。顎関節へのアプローチは第6部に示す。

9 顎下部アプローチ

　顎下部アプローチsubmandibular approachは下顎枝や下顎体後部への最も有用なアプローチの1つで，Risdon切開とも呼ばれる。このアプローチはあらゆる種類の下顎骨骨切り術，下顎体骨折，下顎角骨折，さらには下顎頸骨折や顎関節強直症の手術アクセスに使用できる。アプローチの細部は多少異なるが，皮膚切開はすべて下顎骨下縁の下方に置く。

手術解剖

顔面神経下顎縁枝

　顔面神経facial nerveは側頭顔面主枝（上枝）と頸部顔面主枝（下枝）に分かれたのち，耳下腺実質内で下顎縁枝marginal mandibular branchが分岐して前下方に延びる。下唇とオトガイに運動性線維を送る下顎縁枝（複数のこともある）は，顎下部アプローチで下顎骨に向かう際に最も重要な解剖学的構造である。この神経が下顎骨の下縁の下を通る例は非常に少ないことが，多くの研究で示されている（図9-1）。DingmanとGrabbの100側の剖出例では，下顎縁枝がほぼ1 cm下を通るものが19％であった[1]。その全例で，下顎縁枝が顔面動脈を横切る点より前では，この神経は下顎の下縁より上方にあった。

　ZiarahとAtkinsonの報告では，下顎縁枝が下顎下縁より下方を通過した個体のほうが多かったという[2]。76側のうち53％は下顎縁枝が顔面動静脈に至る前に下顎下縁の下方を通過し，6％では1.5 cmほども離れてから上方に曲がって下顎下縁を横切っていた。下顎下縁との距離が最も遠いのは1.2 cmであった（訳注：距離などの数値は原書のまま。日本人とは異なることに注意）。これらの所見を考慮して，ほとんどの術者は皮膚切開と，より深部への切離は下顎下縁より少なくとも1.5 cm下方に置くことを推奨している。

　DingmanとGrabbの研究[1]のもう1つの重要な知見は，下顎角と顔面動静脈の間で下顎縁枝が1本のみだった個体はわずか21％で（図9-2），2本が67％（図9-1），3本が9％，3％では4本の枝が認められたことである。

第5部　顔面皮膚切開による下顎へのアプローチ

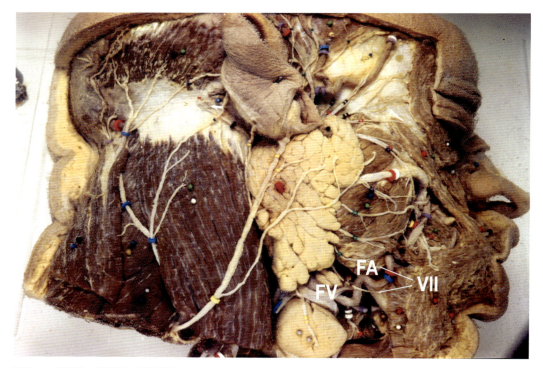

図9-1　耳下腺，顎下腺，顔面動脈 facial artery（FA），顔面静脈 facial vein（FV），顔面神経の下顎縁枝（Ⅶ）の関係を剖出した。この例には2本の下顎縁枝を認め，1本は下顎下縁より下方にある。

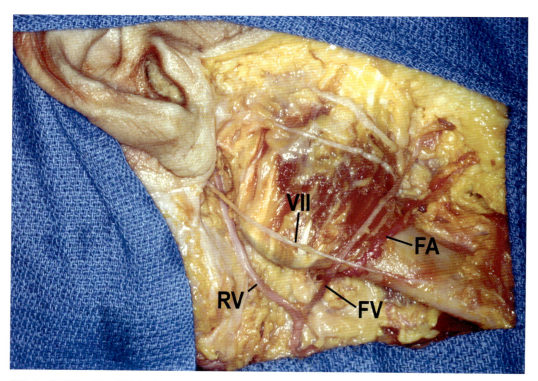

図9-2　顎下腺，顔面動脈（FA），顔面静脈（FV），下顎後静脈 retromandibular vein（RV），顔面神経の下顎縁枝（Ⅶ）の関係を剖出した（耳下腺は除いてある）。この例では下顎縁枝は1本のみで下顎下縁よりも上方にある。

顔面動脈

顔面動脈facial arteryは外頸動脈external carotid arteryから起始し，上方に向かって頸部を経過し下顎の内側に至って咽頭にかなり近接する。さらに上方に向かって顎二腹筋後腹posterior belly of digastricと茎突舌骨筋stylohyoidの深部を走り，これらの筋と交差してから下顎の内側表面に沿って下方へ向かい，顎下腺に溝を作るか貫通して下顎下縁を回り込む。咬筋の前縁付近で下顎骨の外面上に見えるようになる（図9-1, 9-2）。下顎骨下縁より上方では顔面静脈の前方にあって曲がりくねる。

顔面静脈

顔面静脈facial vein（前顔面静脈anterior facial veinともいう）は顔面からの主たる静脈排出路である。この静脈は鼻と目の間の眼角静脈angular veinとして始まる。下顎下縁より上方では全般的に顔面動脈の後ろに沿う（図9-1, 9-2）。顔面静脈は顔面動脈とは違って，顎下腺の表面を通って内頸静脈internal jugular veinに入る。

手術手技

ステップ1　手術準備と覆布

切離の際に有用な顔面上のランドマークは，手術中に見えるようにしておくのがよい。下顎枝/下顎角を含む手術では，前方では口角と下唇を，後方では耳あるいは少なくとも耳垂を術野に出しておくべきである。これらのランドマークは，術者が顔面神経の経路を剖出するのを助けたり，電気刺激検査時の動きを検知しやすくする。

ステップ2　切開線のマーキングと血管収縮薬の注射

血管収縮薬を注射する前に皮膚にマークを付ける。切開は下顎より1.5〜2 cm下に置く。術者によって，切開を下顎下縁に平行に置くことも，首のシワ（皮膚割線）に平行に置くこともある（図9-3）。下顎下縁に平行な切開は目立たないことが多いが，切開を前方に延長したときに顎下の影の部分に隠れていないと目立つことがある。皮膚のシワの中あるいはこれに平行に切開を置くと傷はより目立たない。下顎骨より下方の皮膚のシワは下顎下縁と平行ではなく，後上方から前下方に斜めに走ることに留意すべきである。したがって，皮膚のシワの中またはそれと平行の切開は，より前方から始めるほど下顎下縁に到達するまでに切開する距離が長くなる。これらの切開は必要とあれば後方へ向かって，乳様突起部まで延ばすことができる。

下顎骨折の偏位によって下顎枝の垂直的な高さが短くなっているような場合（例えば，臼歯欠損のある，または顎間固定を行わない関節突起骨折の場合）では，整復固定後の想定位置よりも下顎角の位置が上方になる。したがって切開線は予想される術後の下顎下縁の位置よりも1.5〜2 cm低い位置に置く必要がある。

下顎の露出範囲から見て前後的に適切な位置にあるシワに沿って皮膚切開する。下顎角まで延びた骨折の場合，切開は下顎角の後方かつ上方から下前方に進め，下顎角の前方まで延ばす。下顎角よりも前方に骨折がある場合，切開を下顎角の後方や上方に広げる必要はないが，前方への延長が必要な場合がある。出血抑制のための血管収縮薬入り局所麻酔薬の注射は，顔面神経下顎縁枝がブロックされて電気刺激検査ができなくなるので皮下注射とし，広頸筋より深くに注入してはならない。代わりに局所麻酔薬を含まない血管収縮薬を出血抑制に使えば，広頸筋の表層と深部の両方に使うことができる。

第5部　顔面皮膚切開による下顎へのアプローチ

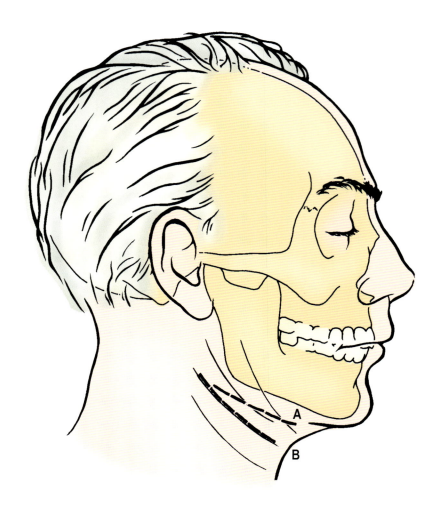

図9-3　顎下部切開の2部位。切開線A（破線）は下顎骨の下縁に平行である。切開線B（細線）は皮膚割線（最小皮膚緊張線）の中にあるか平行である。ほとんどの患者で切開線Bの傷跡がより目立たない。

ステップ3　皮膚切開

最初に皮膚と皮下組織を切開して広頸筋のレベルまで至る（図9-4A）。閉創を容易にするために，剪刀で皮下を全方向に下掘り切離する。切開部の上方へは約1cm，下方へは2cm以上切離する。切開端部は，皮膚を前後方向へ牽引をしやすくし下顎をより多く露出できるように，より広範囲に皮膚弁を作るのがよい。このようにして，短い皮膚切開で大きな露出量を得られる。次いで皮下血管からの出血を電気凝固で止血する。

ステップ4　広頸筋の切開

皮膚切開の縁を引くとその下に，筋線維が上下方向に走る広頸筋が明示される（図9-4B）。筋束の切断は鋭的に行うが，より制御の効いた切り方としては，皮切の一方端から止血鉗子またはMetzenbaum剪刀の先端を用いて剥離する。白い深頸筋膜浅層の表層の広頸筋を器具の先端で下掘りして剥離して進め，皮切の他端で筋を貫通させて表に出す。器具を広頸筋下に置いたまま，皮膚切開の一端から他端までの筋肉をメスで切離する（図9-5）。皮膚の前後端を順次牽引することで皮膚切開の長さより広い範囲の広頸筋を切離できる。

切離すると広頸筋は自然に収縮して下層にある深頸筋膜浅層が露出する（図9-5C）。被膜を形成する筋膜を通して顎下腺もみられる。

9 顎下部アプローチ

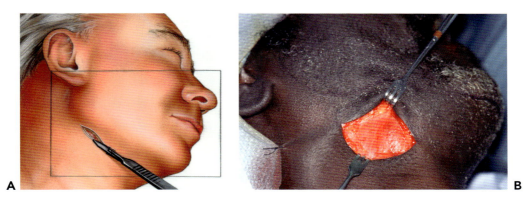

図9-4　A：皮膚と皮下組織を切開して広頸筋に至る。切開線は頸部の皮膚割線に平行である。切開線は下顎下縁に平行ではなく前方に行くほど下方にある。B：皮膚と皮下組織を切離して露出した広頸筋。

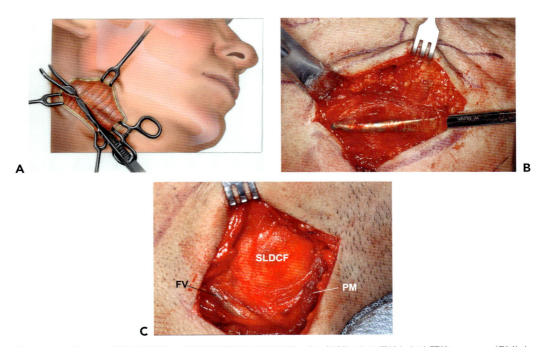

図9-5　A, B：止血鉗子で剥離した広頸筋を鋭的に切離する。C：切離により収縮した広頸筋 platysma（PM）と顎下腺を覆う深頸部筋膜浅層 superficial layer of deep cervical fascia（SLDCF）を示す。顔面静脈 facial vein（FV）が，切開の後端の位置で広頸筋の直下にみられる。

ステップ5 翼突筋咬筋スリングに向けての切離

　深頸筋膜浅層の切離は解剖学的構造から見て最も注意を要するステップである。下顎骨の角前切痕antegonial notch（咬筋前切痕premasseteric notchともいう）に至る途上で顔面動静脈と顔面神経の下顎縁枝に遭遇する（図9-6）。顔面動静脈が手術対象領域の邪魔になる場合は遊離して止血鉗子をかけ，切断，結紮してよい（図9-7）。下顎骨の角前切痕より後方にアプローチするときには通常これらの血管には遭遇しないが，出てきた場合は前方に避ける。しかし，角前切痕の後方では下顎縁枝が下顎骨より下方を走ることがあるので注意を要する。

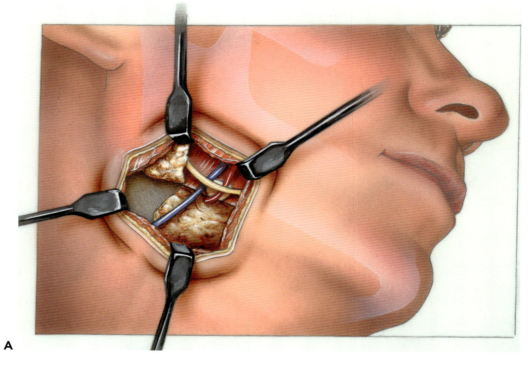

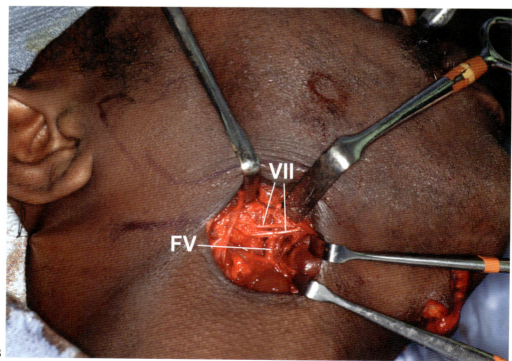

図9-6　A：顔面動静脈，顔面神経の下顎縁枝，顎下リンパ節，下顎下縁，咬筋の解剖学的関係を示す。B：顔面動静脈facial vessels（FV），顔面神経の下顎縁枝（Ⅶ）を示す。（続く）

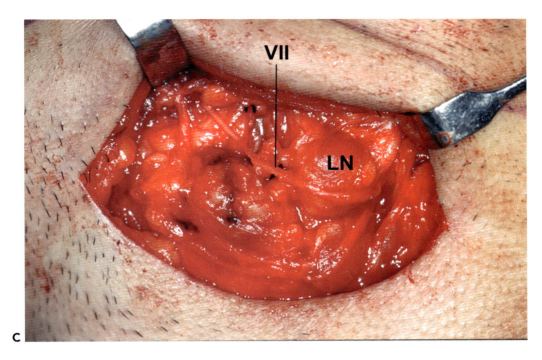

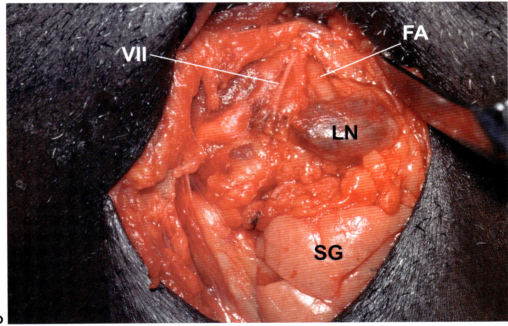

図9-6（続き）　C：顔面神経の下顎縁枝（Ⅶ）と顎下リンパ節 submandibular lymph node（LN）との関係を示す。
D：顎下リンパ節（LN），顔面動脈 facial artery（FA），顔面神経下顎縁枝（Ⅶ）と顎下腺 submandibular gland（SG）の関係を示す。

第5部　顔面皮膚切開による下顎へのアプローチ

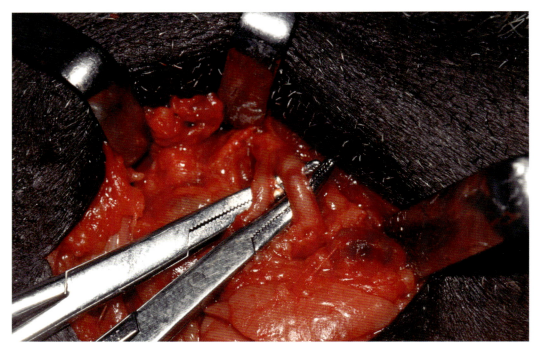

図9-7　顔面動脈と顔面静脈は分離，結紮，切断してよい。

　深頸筋膜浅層の切離ではメスで浅く切り込みを入れて，その薄い層を止血鉗子やMetzenbaum剪刀で鈍的に剥離していく。顔面神経の下顎縁枝を保護するように，皮膚切開と筋膜剥離の位置を下顎より少なくとも1.5 cm下方にする。皮膚切開に続いて，筋膜をこのように上方へ切離して下顎骨膜に至る。この切離中に顎下腺の被膜に入った場合は，腺を下方に避ける（図9-8）。下顎角前切痕部で常に遭遇する顎下リンパ節（Stahrのリンパ節）は，どちらかに避ける。このリンパ節はその直前の深頸筋膜浅層の下に顔面動脈があることのサインである。顔面神経の下顎縁枝は，この近くの深頸筋膜浅層の中か直下で，顔面動静脈の表層側を通る。神経を上方に避けるために電気刺激装置を使って神経を識別するのもよい。しかし，この切開位置では下顎縁枝はより上方にあり術野に出てこないことが多い。

　下顎骨の角前切痕の前方では骨膜，後方では翼突筋咬筋スリングのみが下縁に残る状態になるまで切離する。

9 顎下部アプローチ

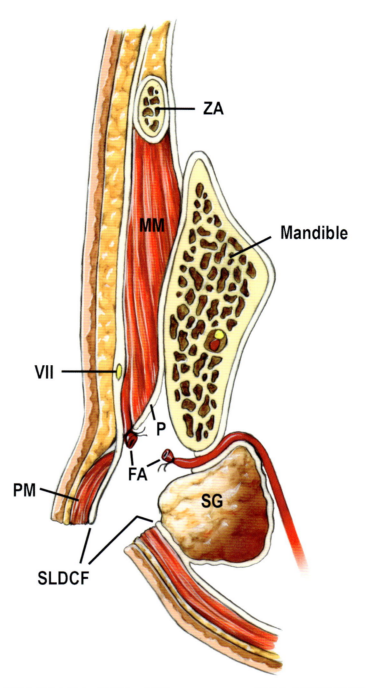

図9-8　冠状断で切離の経路を示す。最初は，広頸筋 platysma muscle（PM）から深頸筋膜浅層 superficial layer of deep cervical fascia（SLDCF）まで切離し，次いで顎下腺 submandibular gland（SG）の部分を越えて下顎骨（Mandible）の骨膜 periosteum（P）に到達して下縁で切開する。ZA：頰骨弓 zygomatic arch，MM：咬筋 masseter，Ⅶ：顔面神経の下顎縁枝，FA：顔面動脈 facial artery。

ステップ6　翼突筋咬筋スリングの切離と咬筋下切離

　切離した組織を上方に避け，下顎下縁の直下に幅広の帯状鉤を置いて顎下部の組織を内側に圧排すると，下顎骨の下縁が見える。最も血管のない部分である下縁で翼突筋咬筋スリングをメスで鋭的に切離する（図9-9）。下顎骨の外側面の咬筋を切開すると厄介な出血を生じることが多い。表層の組織を段階的に避けることで下顎下縁をより多く露出させうる。

　骨膜切開の全長にわたって骨膜剝離子の鋭端を引っ掻くように使って，咬筋を下顎枝外側面から剝離する。剝離子を骨に緊密に接触させるよう注意しないと咬筋が細断されて出血を引き起こし，筋を引いて避けるのが難しくなる。口腔に入る必要がない場合は，特に臼後部で穿孔しないよう注意しながら剝離すれば，下顎体と下顎枝全体（筋突起を含む）の外側面は顎関節包のレベルまで露出できる（図9-10）。頬筋を臼後部から剝離すると口腔との境をなすものは口腔粘膜のみになる。適切な鉤（溝状鉤，下顎切痕鉤）を下顎切痕にかけると咬筋を避けやすい（図9-11）。

　下顎体のより前方では，小臼歯の根尖の近くにあるオトガイ孔を出るオトガイ神経血管束（図9-10D）を損傷しないよう注意を要する。

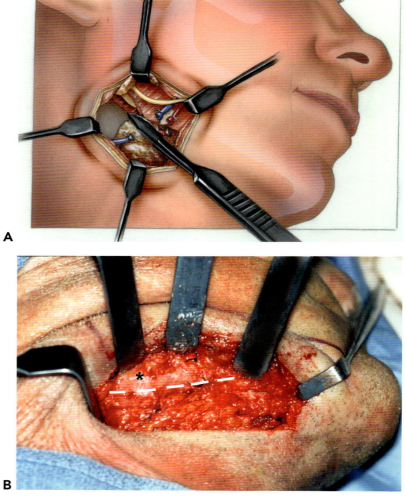

図9-9　A：重要な構造を避けて翼突筋咬筋スリングを切離する。切離は下顎骨の下縁がよい。ここは咬筋と内側翼突筋が接合する最も血管がない領域である。B：露出した翼突筋咬筋スリング（*）と下顎下縁の切開線（破線）を示す。

9 顎下部アプローチ

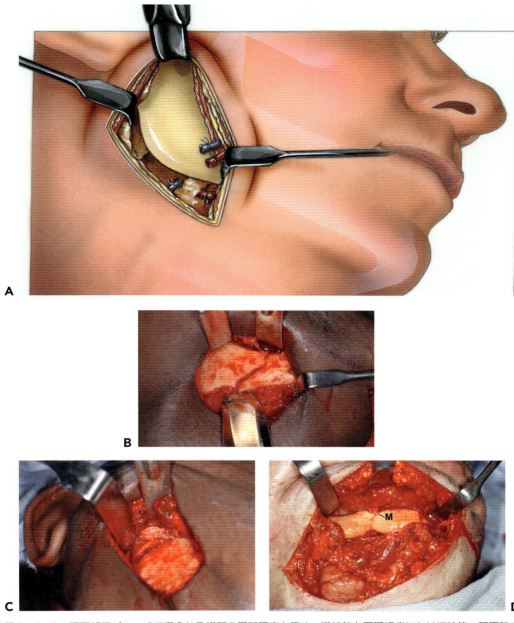

図9-10　A：顎下部アプローチで得られる術野の展開程度を示す．溝状鈎を下顎切痕にかけて咬筋，耳下腺と表在組織を引く．より前方を露出したいときはその方向に強く引く．B：下顎角部と下顎体部（骨折している）の術野展開を示す．C：下顎枝部と下顎頸部（骨折している）の展開を示す．D：下顎正中部と下顎体部（骨折している）の展開を示す．オトガイ神経血管束 mental neurovascular bundle（M）が明視できる．

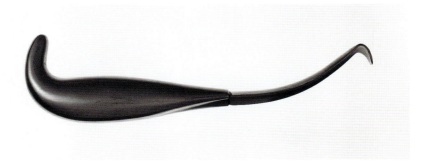

図9-11　下顎切痕鈎．彎曲した突起を下顎切痕に挿入して咬筋を避ける．

第5部　顔面皮膚切開による下顎へのアプローチ

ステップ7　閉創

　吸収性糸で咬筋と内側翼突筋を結節縫合する（図9-12）。内側翼突筋は下顎骨の下縁で薄くなっているために縫合針を通しにくいことが多い。縫合しやすくするために筋の縁を剝がすのもよい。

　深頸筋膜浅層は必ずしも縫合を要しない。広頸筋は吸収性糸連続縫合で閉じるのもよい（図9-12）。吸収性糸で皮下縫合を行い，続いて皮膚縫合を行う。

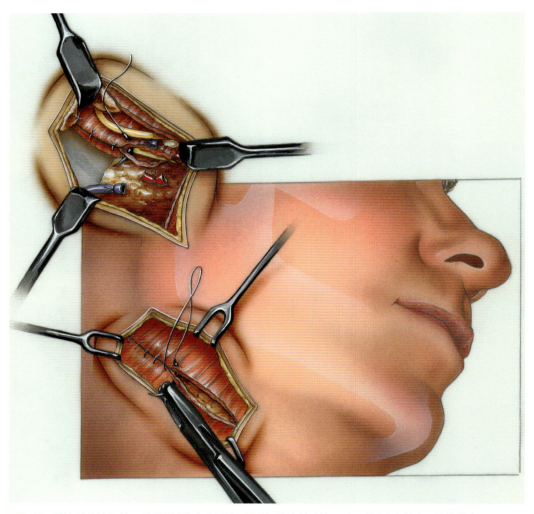

図9-12　翼突筋咬筋スリング（挿入図）と広頸筋の閉創。翼突筋咬筋スリングは吸収性糸の結節縫合で閉じる。下層の血管と顔面神経を損傷しないように注意しながら，広頸筋を吸収性糸の連続縫合で閉鎖する。

顎下部延長切開による下顎下縁へのアプローチ

　下顎骨の露出範囲を拡大する必要がある場合にいくつかの方法がある。同側を広く露出したい場合は顎下部切開を乳様突起に向けて延長でき，前方へはオトガイ下部へ向かって弧状に延長できる（図9-13）。しかし，切開線が皮膚割線（最小皮膚緊張線）から外れるとのちの瘢痕がより目立つようになる。

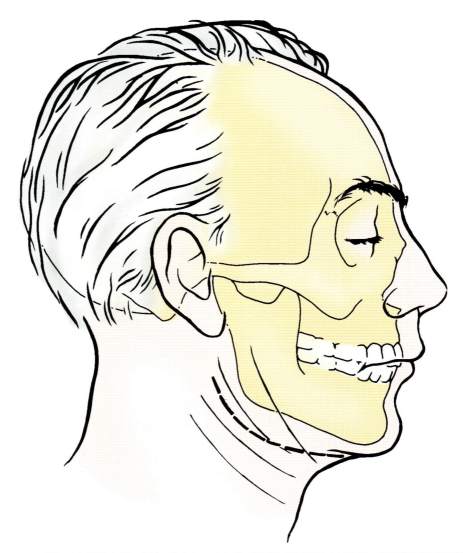

図9-13　顎下部切開を乳様突起に向けて後方に，オトガイ下部に向けて前方に延長。切開前方部は皮膚割線から外れていることに留意。

切開方向がオトガイ下部に向けて変わる結果起きる，好ましくない瘢痕生成を避けるために切開部の前方部分を階段状にするとよい（図9-14）[3]。

顎下部切開に下唇の分割を組み合わせて片側下顎の露出をさらに増加させることも時々行われる。下唇分割にはいくつかの方法がある。どの場合も，切開線を分割して治癒に伴う瘢痕収縮を最小限に抑えるという原理を用いている（図9-14, 9-15）。

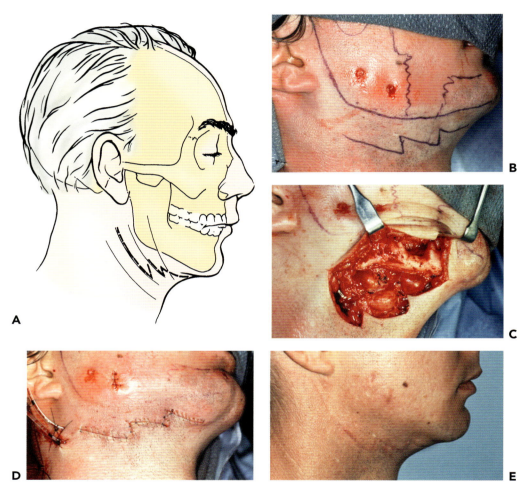

図9-14　A：顎下部切開を後方に乳様突起に向けて延長し，前方へはオトガイ下部に向けて"階段状"に延長。階段状切開線の長い側は皮膚割線の近くに置くか平行にする。B：マークした皮膚切開線。C：下顎骨の露出。組織下に"トンネル"を作ることなく，よく露出できることに注目。D：閉創。E：手術後6週。

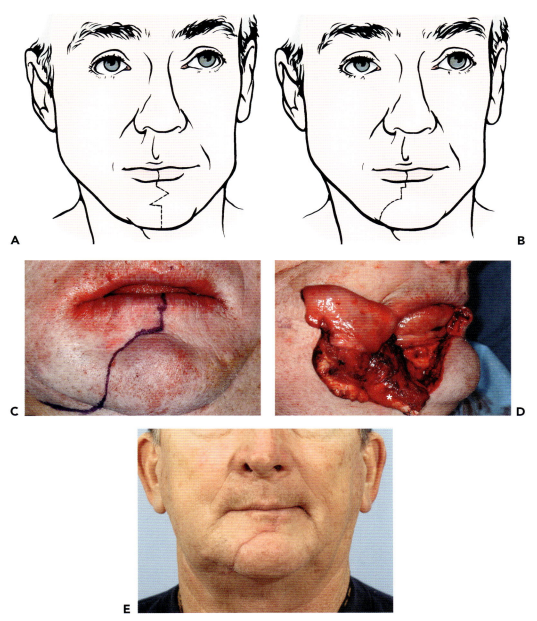

図9-15 正中下唇分割の2法。切開線は左右どちら側の顎下部切開にもつなげうる。A：切開線は軟組織オトガイ結節を通ってオトガイ下部に続く。B：オトガイ唇溝に沿う口唇分割法。その側の下顎骨をより多く露出する目的で顎下部切開に併せて使われる。C：口唇分割の例。D：口唇分割で下顎切除部（*）へのアクセスがより良好になる。E：手術後8週の所見。

第5部　顔面皮膚切開による下顎へのアプローチ

　両側下顎を完全に露出するには"エプロンフラップapron flap"がよく，口唇分割を併用してもよい。両側の顎下部切開を頸部に延長してつなげる。切開線は手術の都合によって多少オトガイ下部にずらすか，頸部の低い位置のままにする（図9-16）。

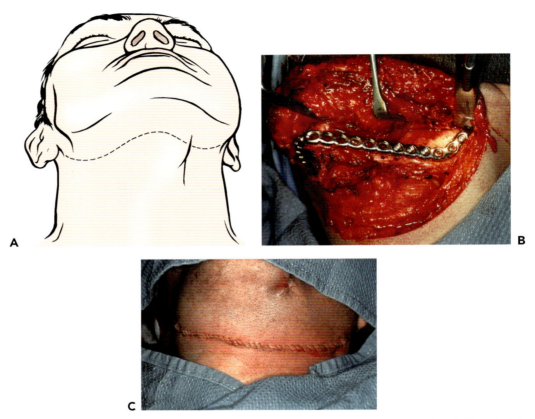

図9-16　A：両側の顎下部切開を正中で連続して下顎両側を完全に露出する。B, C：この切開を利用した大きな下顎骨再建と閉創後所見。

文献

1) Dingman RO, Grabb WC. Surgical anatomy of the mandibular ramus of the facial nerve based on the dissection of 100 facial halves. *Plast Reconstr Surg*. 1962；29：266.
2) Ziarah HA, Atkinson ME. The surgical anatomy of the cervical distribution of the facial nerve. *Br J Oral Surg*. 1981；19：171.
3) Zide M, Epker BN. An alternate elective neck incision. *J Oral Maxillofac Surg*. 1993；51：1071.

10 下顎後切開アプローチ

　下顎後切開アプローチretromandibular approachは後縁から下顎枝全体を露出させるので，下顎頸/下顎頭とその近傍，あるいは下顎枝そのものの手術に有用である。このアプローチでは皮膚切開から対象部位までの距離は顎下部切開アプローチに比較して短い。

▶ 手術解剖

顔面神経

　顔面神経facial nerveの本幹は茎乳突孔stylomastoid foramenで頭蓋底から出る。茎乳突孔は乳様突起mastoid processの中央の少し前内方かつ深部で鼓室乳突裂tympanomastoid fissureの下端に位置する。後耳介神経posterior auricular nerve，顎二腹筋後腹posterior belly of digastric，茎突舌骨筋stylohyoidに枝を出したのち，下外側に斜走して耳下腺parotid glandの実質に入る。術者に見える顔面神経幹の長さは約1.3 cmである。骨外耳道bony external auditory meatusの最下部の下方で側頭顔面主枝（上枝）と頸部顔面主枝（下枝）に分かれる（図10-1）。

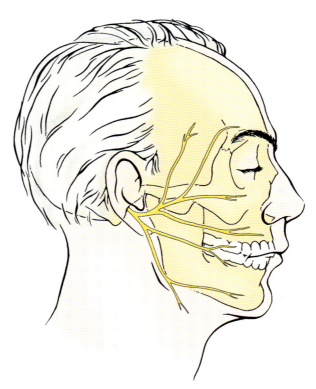

図10-1　顔面神経の頭蓋外での分岐。主たる分枝のみを表示した。小さな分枝が多数あるものが大半である（図10-2）。

第5部　顔面皮膚切開による下顎へのアプローチ

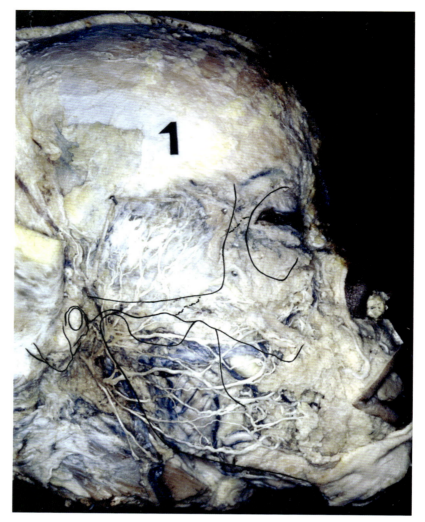

図10-2　顔面神経の広範にわたる分岐パターンを剖出した（耳下腺を除去した）。

　骨外耳道の最低位点から顔面神経の分岐までの平均距離は2.3 cm（SD±0.28 cm）である[1]。顔面神経幹は耳下腺の後端で皮膚の表面から少なくとも2 cmの深さにある。2つの分枝は耳下腺の実質内で前方に進み，終末枝に分かれる（図10-2）。

　下顎縁枝marginal mandibular branchは斜め前下方に進む。この枝は下顎骨後縁のかなり後方で主幹から起こることも多く，下顎枝の下1/3で後縁を横切ることも多い。この位置関係の場合，頬筋枝buccal branchesと下顎縁枝の間に空隙ができ，そこから安全に下顎に近づける（図10-3）。

下顎後静脈

　下顎後静脈retromandibular vein（後顔面静脈posterior facial veinともいう）は下顎頸の深部の耳下腺の上部に発し，浅側頭静脈superficial temporal vein，顎静脈maxillary veinと合流する。この静脈は下顎枝のすぐ後方の耳下腺内もしくは内面を通っていて，外頸動脈external carotid arteryの側方に位置している（図10-3）。この動静脈を顔面神経が横切る。耳下腺下極の近くで下顎後静脈は前下方に交通枝を出して，下顎角の直下で顔面静脈につながる。下顎後静脈は後方に曲がって，耳介後静脈posterior auricular veinと合流して外頸静脈external jugular veinとなる。

10 下顎後切開アプローチ

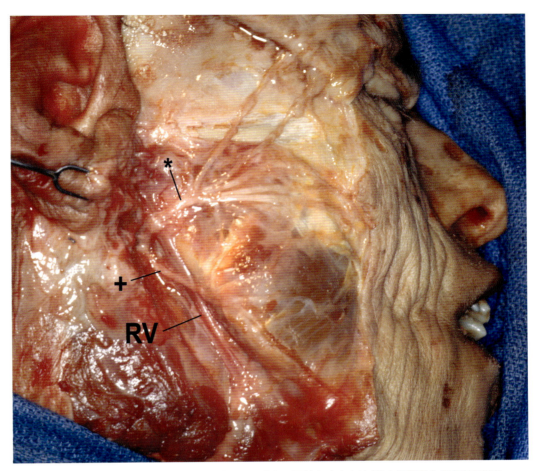

図10-3　下顎後静脈retromandibular vein（RV）と顔面神経の下枝（＋）と上枝（＊）を下顎骨との関係で剖出。

手術手技

　深層への切離に影響する皮膚切開の位置は，下顎骨への下顎後アプローチの中でも様々である。切開を下顎枝の後ろ約2 cmに置くことを勧める術者もある。耳下腺に後方からアプローチし，胸鎖乳突筋から鋭的に切離して耳下腺を上前方に避けられるようにして下顎枝へのアクセスを得る。このアプローチの理論上の利点は耳下腺内で分岐している顔面神経を避けられることである。しかし残念なことに，皮切が下顎枝にごく近いという下顎後アプローチの第一の利点が失われる。本章では，Hindsの変法[2]について記載する。耳垂の直下から下顎骨の後縁に沿って切開を置く。顔面神経の枝を数本露出させながら耳下腺を横断し，下顎骨後縁に直接向かう。

ステップ1　手術準備と覆布

　関連した口角，下唇，耳全体などの顔のランドマークは，手術中に隠れないようにするべきである（図10-4）。これらのランドマークで術者は顔面神経の経路を知り，下唇の動きを観察できる。

175

第5部　顔面皮膚切開による下顎へのアプローチ

ステップ2　切開線のマーキングと血管収縮薬の注射

血管収縮薬の注入前に皮膚に切開線をマークする。下顎後切開は耳垂の下0.5 cmから始め下方に3〜3.5 cmとする（図10-4, 10-5）。切開は下顎後縁のすぐ後ろに置き，必要な展開の程度によって下顎角の下方へ延長するのもよい。

局所麻酔薬を含有しない20万倍アドレナリンは深部へ注射してもよいが，通常用いる血管収縮薬入り局所麻酔薬は，皮膚切開時の止血を目的に皮下注射のみにすべきである。顔面神経は耳垂部で2 cm以上の深部に位置するものの，疎で薄い広頸筋の層より深部に局部麻酔薬を注入すると，顔面神経が麻痺して電気刺激検査ができなくなるおそれがある。

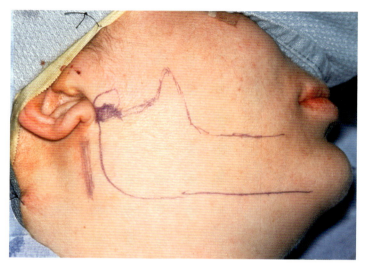

図10-4　手術前に覆布をかけ，切開線をマークする。

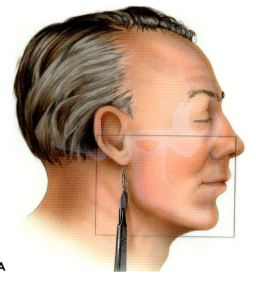
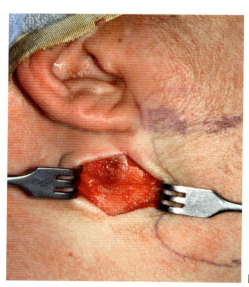

図10-5　A：下顎のすぐ後方で皮膚，皮下組織を垂直に切離して広頸筋の深さに至る。B：皮膚を切開し皮下切離をしたあとの，薄い広頸筋とその下にある表在性筋腱膜系（SMAS）。

ステップ3 皮膚切開

最初の切開で皮膚と皮下組織を切離して，ここでは薄い広頸筋の深さに至る．剪刀で皮下組織を全方向に切離して術野の展開と閉創を容易にする（図10-5B）．次いで皮下血管の出血を電気凝固止血する．

ステップ4 翼突筋咬筋スリングに至る切離

皮膚切開端を引くと表在性筋腱膜系superficial musculoaponeurotic system（SMAS）の表層に薄い広頸筋が見える．広頸筋，SMAS，耳下腺筋膜をメスで垂直に切る．耳下腺に入るとはっきり認識できる（図10-6）．鈍的切離で下顎後縁に向かって耳下腺内を前内方へ進む．予想される顔面神経の枝の方向と平行に止血鉗子や剪刀を開いて広げる（図10-7）．顔面神経の下顎縁枝は，必ずではないが，この切離中に見つかることが多いし，電気刺激器を用いて探索するのもよい（図10-8）．顔面神経の頸枝にも遭遇する可能性があるが，術野から垂直に出ていくため術後障害にはほとんど関係しない（図10-9）．

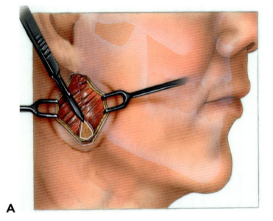 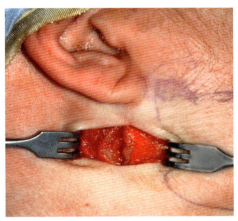

図10-6　A：広頸筋，表在性筋腱膜系（SMAS），耳下腺筋膜を切って腺実質に入る切開．B：腺実質を切離している．

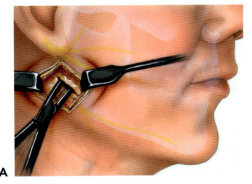 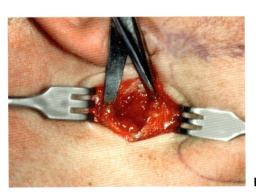

図10-7　A, B：耳下腺内で止血鉗子や剪刀を顔面神経の線維の方向に広げて鈍的に切離する．

第5部　顔面皮膚切開による下顎へのアプローチ

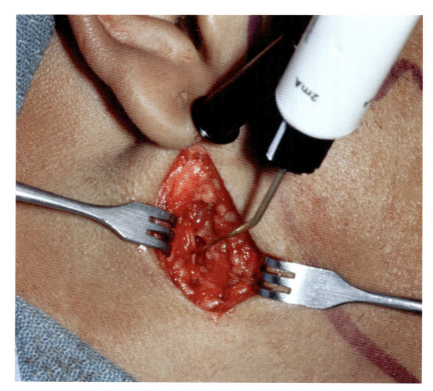

図10-8　顔面神経の枝の識別に電気刺激装置を用いる。

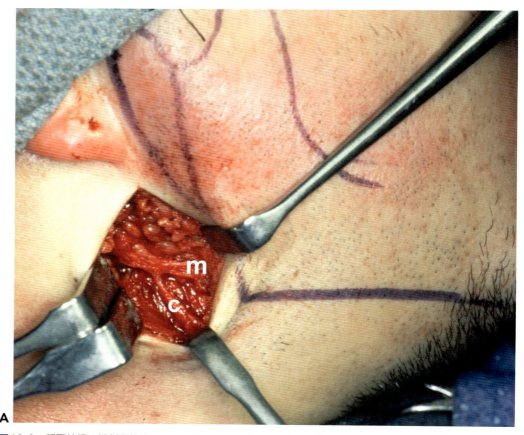

図10-9　顔面神経の解剖学的変異の例。A：下顎縁枝 marginal mandibular branch の3つの枝（m）が前方に，頸枝 cervical branch（c）が下方に向かう。（続く）

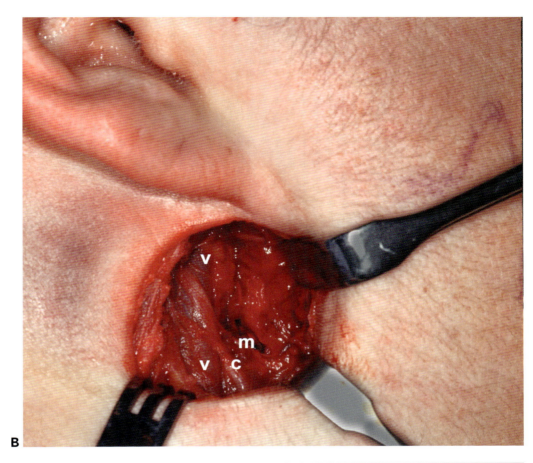

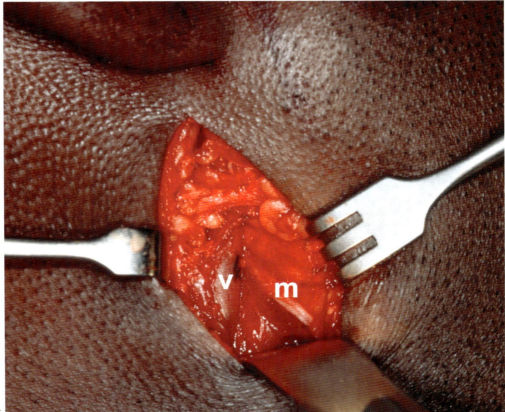

図10-9（続き）　B：下顎縁枝（m）と頸枝（c）は，下顎後静脈 retromandibular vein（v）の外側面に密に接している。C：この写真では下顎縁枝（m）が下顎後静脈（v）の深部にある。

第5部　顔面皮膚切開による下顎へのアプローチ

　　下顎縁枝は術野展開の邪魔になることが多いので位置に応じて上方または下方に避ける。顔面神経下顎縁枝を中枢側へ1cm，末梢側へ1.5～2cmほど周囲の組織から遊離させると，この神経を避けやすい。この簡単な操作で，神経を上下どちらに避けるのがよいかがわかる。下顎骨の後縁に残る組織が翼突筋咬筋スリングを形成する骨膜のみになるまで切離を続ける（図10-10）。また，切離の経路と同一の層で垂直に走る下顎後静脈全体が露出することを意識する必要がある。この静脈は不用意に切断しなければ結紮しなくてよい。

ステップ5　翼突筋咬筋スリングと咬筋下の切離

　切離した組織を前方に（顔面神経の下顎縁枝は鉤の下にあることが多い）引いて，帯状鉤のような幅広の鉤を下顎骨後縁の後方にかけ，下顎後部組織を内側に圧排する。翼突筋咬筋スリングに覆われた下顎骨後縁が見える（図10-11A）。翼突筋咬筋スリングをメスで鋭的に切開する（図10-11B）。切開はできるだけ上方からできるだけ下方へ下顎角付近まで行う。切開をスリングの後方部に置けばより側方で咬筋の筋腹を切るより出血が少ない。

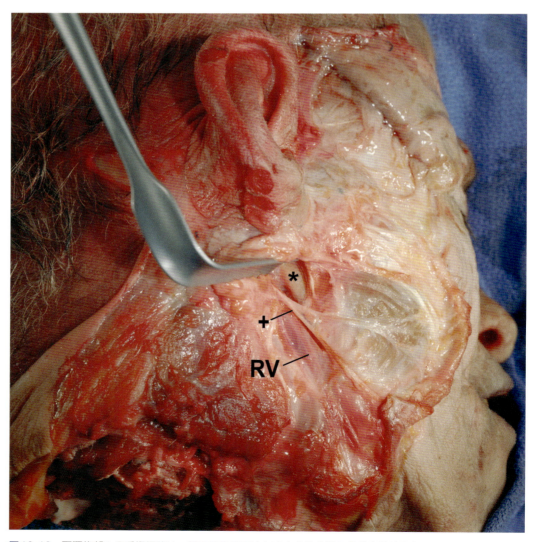

図10-10　下顎後部への手術経路は，顔面神経の下枝（＋）と上枝の間の組織を避けると明示される。鉤は下顎頸（*）にある。下顎後静脈 retromandibular vein（RV）の経路に注目。顔面神経の下枝をさらに下方に避けると下顎角にアクセスできる。

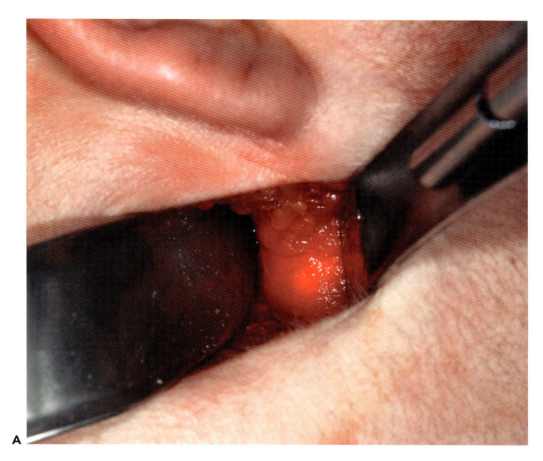

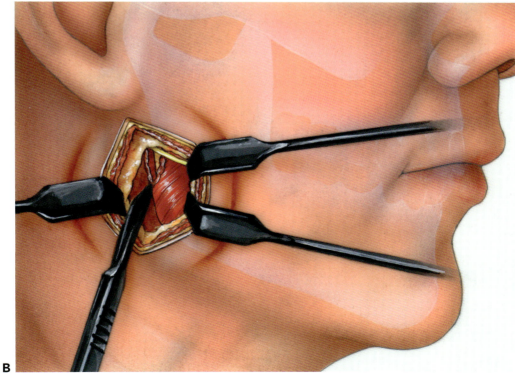

図10-11　**A**：耳下腺が切離され下顎枝の後縁が露出している。鉤を下顎枝の内/外側に置くと，翼突筋咬筋スリングが露出する。**B**：下顎骨の後縁に沿って翼突筋咬筋スリングを切離する。この例では顔面神経の下枝を上方に避けているが，時には下方に引いて頬枝を上に，下顎縁枝を下に引いて，この間から下顎を露出する。

第 5 部　顔面皮膚切開による下顎へのアプローチ

　骨膜剥離子の鋭端を骨膜切開の長軸方向に引っ掻いて下顎枝の後縁から組織を剥がす。咬筋を下顎骨の外側表面から骨膜剥離子で剥がす。筋を上から下方向に剥離すると綺麗に剥離できる（図10-12）。骨膜剥離子を骨に密着させて操作すれば咬筋が細断されず出血も減らせる。下顎枝の外側面全体を顎関節包や筋突起のレベルに至るまで露出できる。下顎切痕に適切な鉤（溝状鉤，下顎切痕鉤など）を挿入するとより効果的に咬筋を避けられる（図10-13〜10-15）。

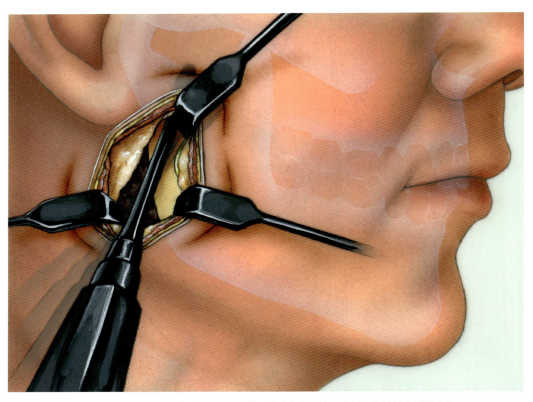

図10-12　咬筋を骨膜下で切離。骨膜剥離子で下顎枝の上方から下方に向けて筋線維を剥離する。

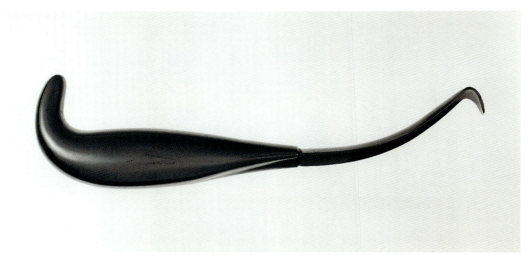

図10-13　下顎切痕鉤。先端の彎曲した突起を下顎切痕に挿入して咬筋を避ける。

10 下顎後切開アプローチ

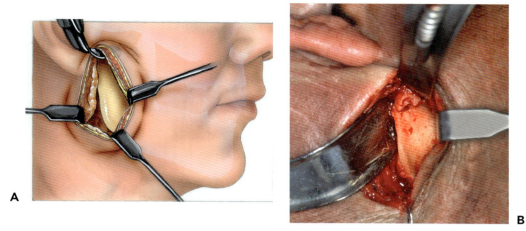

図10-14　A, B：下顎枝後部を露出。下顎切痕に下顎切痕鈎をかけて咬筋，耳下腺，表層の組織を避ける。

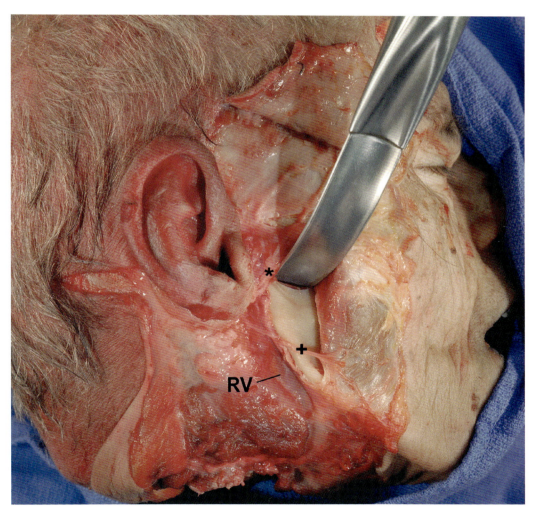

図10-15　溝状鈎（*）で顔面神経の上枝を避けて下顎枝の後部を露出させた。＋：顔面神経の下顎縁枝，RV：下顎後静脈 retromandibular vein。

第 5 部　顔面皮膚切開による下顎へのアプローチ

　下顎頸骨折の手術にこのアプローチを用いる場合は下顎枝を下方に引く必要があることが多い。簡単なテクニックとして，はじめに下歯槽管に注意しながら下顎角にネジをbicorticalに打つ（図10-16A）。次いで下顎角の下方の皮膚から手術野へ14ゲージの針を通す（図10-16B）。24ゲージのワイヤーのループ端を針に通して（図10-16C）手術野に出し，ワイヤーを残して針を引き抜く。ワイヤーのループを骨ネジにかけてねじって固定する（図10-16D）。ワイヤーで下顎を下に引っ張るのにワイヤーツイスターを用いるのがよい。

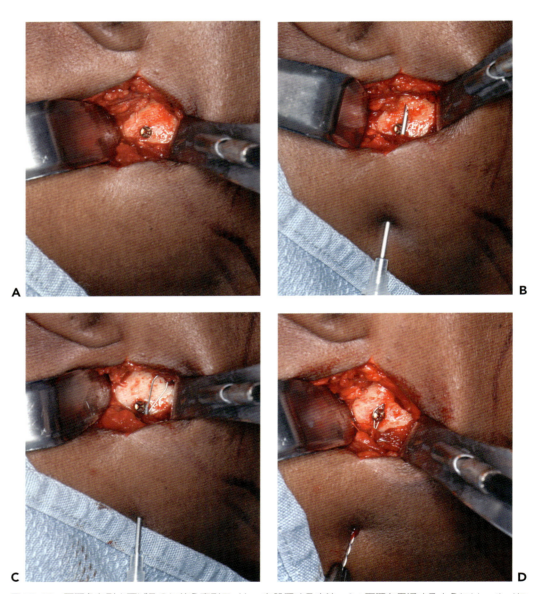

図10-16　下顎角を引き下げるのに使う牽引ワイヤーを設置する方法。A：下顎を貫通するようにbicorticalにネジを打つ。B：皮膚から手術野に針を通す。C：24ゲージワイヤーのループを針を通して挿入する。D：骨ネジにワイヤーを巻いて，ワイヤーの切断端側をねじり合わせる。

10 下顎後切開アプローチ

ステップ6 閉創

　咬筋と内側翼突筋を吸収糸で結節縫合する。下顎下縁や後縁で非常に薄くなっている内側翼突筋に針を通すことが難しいことがある。閉創を容易にするには糸はまず咬筋に通すのがよい（図10-17A）。内側翼突筋の縁を数mm剥離すると針を通しやすくなる。内側翼突筋の縁に針糸を通しやすくするもう1つの方法は，針を下顎の内面の位置で上向きに矢状方向に通す方法である（図10-17B）。この最初の縫合糸は，次の縫合糸を通すまで保持しdelayed sutureとするのがよい。下顎角より下方の翼突筋咬筋スリングが切開されていない限りは，基本的には後縁でのスリングの縫合は2針のみでよい（図10-17C）。下方の翼突筋咬筋スリングが切離されている場合は，下顎骨の下縁のスリングにも縫合を置かねばならない。

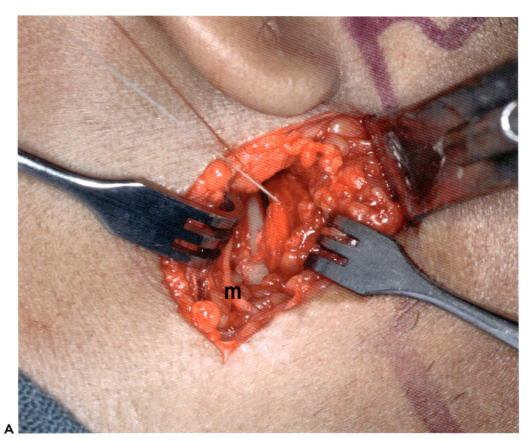

図10-17　翼突筋咬筋スリングの縫合法。**A**：咬筋に縫合糸を通す。顔面神経の下顎縁枝（m）の位置に注目。（続く）

第 5 部　顔面皮膚切開による下顎へのアプローチ

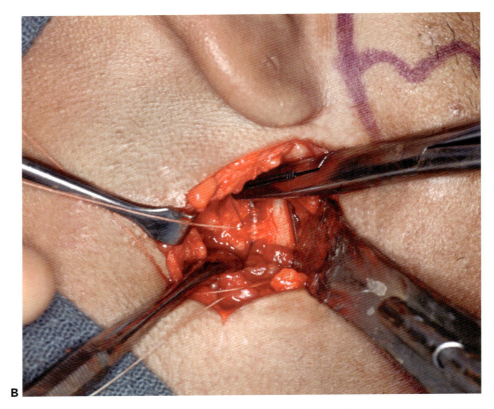

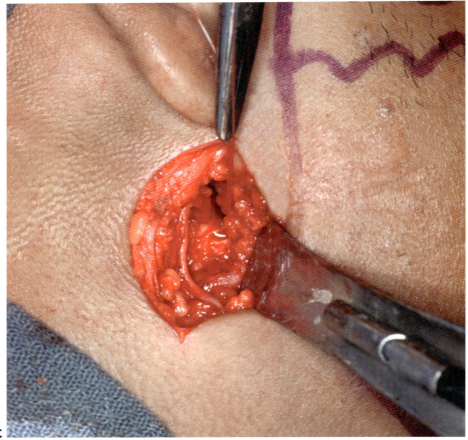

図10-17（続き）　翼突筋咬筋スリングの縫合法。**B**：下顎内側の内側翼突筋に縫合針を通す。**C**：縫合を締めて翼突筋咬筋スリングを再接合する。

10 下顎後切開アプローチ

　唾液瘻の予防のために耳下腺筋膜/SMASと広頸筋の層の閉鎖が重要である。耳下腺筋膜，SMAS，広頸筋を遅吸収性糸で水平マットレス連続縫合を行い，水分が通過できないように密に（watertightに）縫合する（図10-18）。皮下縫合してから皮膚縫合を行う。

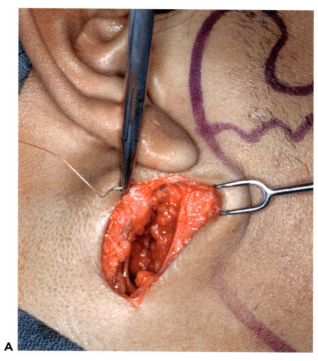

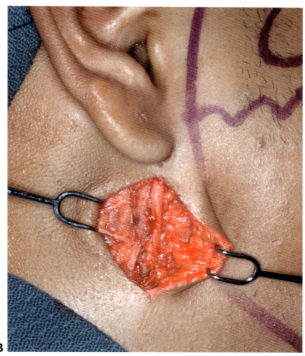

図10-18　耳下腺筋膜/表在性筋腱膜系（SMAS）/広頸筋の層の閉創を示す。A：融合したこの層の切離線の片側に縫合糸を通す。B：水平マットレス連続縫合で閉創する。この層がwatertightに外反縫合されていることに注目。

第5部 顔面皮膚切開による下顎へのアプローチ

その他の下顎枝へのアプローチ

　下顎枝を広く露出したいことは多い。耳前切開 preauricular approach と下顎後切開などの複合アプローチで顎関節強直症のときなどに広い術野が得られる。さらに大きく展開する必要がある場合には，これら2つのアプローチを連続したBlair切開変法が使える（図10-19）。この切開は耳下腺手術に頻繁に用いられるが，下顎枝に関する手術にも有用である。

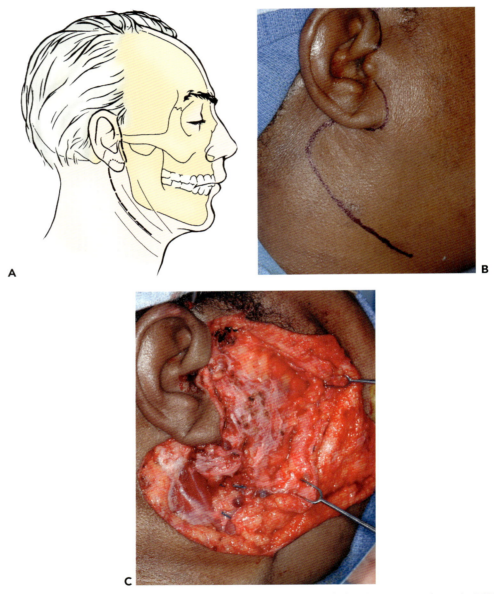

図10-19　Blair切開変法。耳前切開と下顎後切開を耳垂に隠れる切開で連続させる。このアプローチの下顎後切開部分の前後的な位置は症例によって変えてよい。**A**：切開は胸鎖乳突筋に沿い，前記の下顎後切開より後方にある。**B**，**C**：切開線は，耳前切開，下顎後切開，顎下部切開の要素を組み合わせている。

文献

1) Al-Kayat A, Bramley P. A modified pre-auricular approach to the temporomandibular joint and malar arch. *Br J Oral Surg*. 1979；17：91.
2) Hinds EC. Correction of prognathism by subcondylar osteotomy. *J Oral Surg*. 1958；16：209.

11 除皺術切開アプローチ

　除皺術切開 rhytidectomy incision またはフェイスリフト切開 face-lift incision による下顎枝へのアプローチは，下顎後切開の変法である。皮膚切開をフェイスリフトのときのように隠れた位置に置くことが唯一の違いである。深部への切離手順は下顎後切開と同じである。

　下顎枝への除皺術切開アプローチの主な利点は顔での傷跡が目立たない点で，欠点は閉創に時間がかかることである。

▶ 手術解剖

大耳介神経

　下顎後切開の項（→第10章，173頁）で唯一触れられていない，このアプローチに特有な重要な構造は大耳介神経 great auricular nerve である。この感覚神経は，頸部の深部の脊髄神経根C2とC3から起始し，斜角筋 scalene 上で融合して大耳介神経を形成し，胸鎖乳突筋 sternocleidomastoid の後縁の中点で深頸筋膜 deep cervical fascia を貫いて浅層に出てくる。下顎骨に対して45°の角度で胸鎖乳突筋を横切り，外頸静脈 external jugular vein の背側に位置していて，表在性筋腱膜系 superficial musculoaponeurotic system（SMAS）と皮膚のみによって覆われている。耳垂に向かって上方に進む間に神経は2枝に分かれる（図11-1）。分枝の何本かは耳下腺 parotid gland を通過して，外耳の一部分と下顎角部の一部の皮膚に至る（分布の広さに個体差がある）。

▶ 手術手技

ステップ1 手術準備と覆布

　切離中に有用な顔面上のランドマークは，手術中を通じて隠れないようにするのがよい。下顎枝／角に対して除皺術切開を用いる場合，術野に見せておくべき構造は，前方では眼角，口角，下唇，後方では耳全体と襟足のヘアライン（生え際）とその上方2～3cmの毛髪である。側頭部も完全に露出していなければならない。下方では，下顎下縁の下数cmの皮膚は，皮下切離分として露出しておく。鬢と側頭部の髪を剃毛する理由は，手術のやりやすさ以外にはない。

第5部　顔面皮膚切開による下顎へのアプローチ

> **ステップ2** 切開線のマーキングと血管収縮薬の注射

　血管収縮薬を注入する前に皮膚にマーキングする。切開は頬骨弓よりも約1.5〜2 cm上方の前方ヘアラインの直後から始める（図11-2）。次いで，切開線を後下方に曲げて，耳珠の前方の自然なシワに置いた耳前切開（顎関節への耳前切開と同じ位置）につなげる。切開は耳垂の下方に続け，乳様突起と耳介の間の皮膚のシワにではなく，耳介の後面上約3 mmの位置に続ける。こうすることで，皮膚弁の治癒中の収縮で傷跡が"首の部位"の中に移動して見えやすくなることなく，耳介と乳様突起の間の溝（耳介側頭溝）にとどまるようになる。切開線がうまく耳に隠れているところで後方に曲がってヘアラインに向かい，これに沿うか有毛部のすぐ内部で数cm進める。

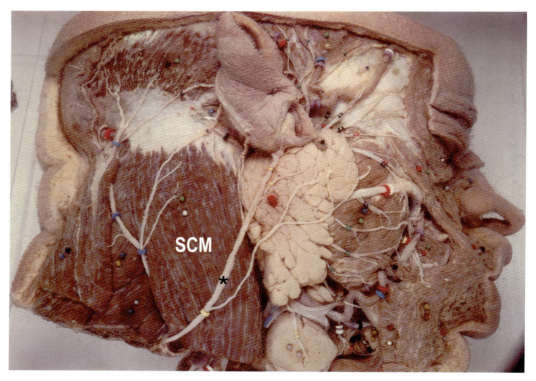

図11-1　大耳介神経（*）の胸鎖乳突筋 sternocleidomastoid muscle（SCM）と耳介に対する関係を剖出した。

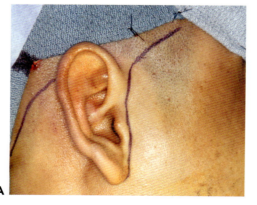 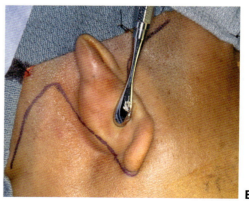

図11-2　切開線を示す（男性）。**A**：切開を前に延ばしヘアラインに入れて皮膚弁を避けやすいようにする。**B**：切開は耳介の後面を経過してからヘアラインに並行する。

切開時の止血の補助に血管収縮薬を皮下注射する。顔面神経枝を麻痺させて電気刺激検査ができなくなる可能性があるので、局所麻酔薬は広頸筋に相当する深さを越えて注入してはならない。

ステップ3　皮膚切開と切離

最初の切開は皮膚と皮下組織までとする（図11-3）。この切開から、Metzenbaum剪刀またはフェイスリフト用剪刀を用いて、鋭的鈍的に皮膚弁を挙上する（図11-4）。皮膚弁は広く剥離して下顎角より下方かつ下顎後縁から数cm前方の範囲の皮下ポケットを作る。皮下切離するこの層より深くにある重要な解剖学的構造は大耳介神経だけである。皮下血管の出血は電気凝固で止血できる。

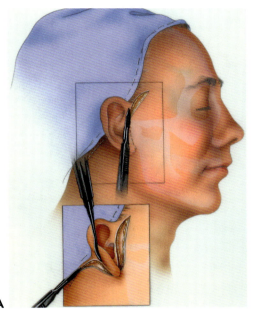
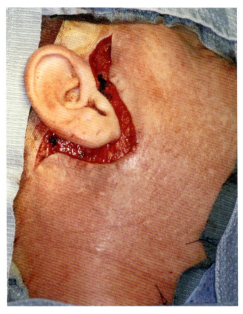

図11-3　A：皮膚と皮下組織の切開。B：皮膚切開と皮下層での切離（女性）。

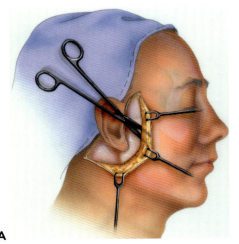
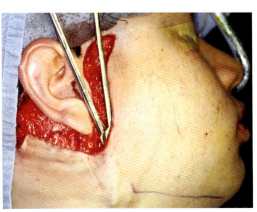

図11-4　A, B：Metzenbaumまたはフェイスリフト用剪刀で皮下切離する。

第5部　顔面皮膚切開による下顎へのアプローチ

ステップ4　下顎後切開アプローチ

皮膚を前方と下方に避けると，下顎枝の後半分を覆う軟組織が見える（図11-5）。この点からの手順は第10章の下顎後切開アプローチで記載したとおりである。骨へのアプローチも同じである（図11-6）。

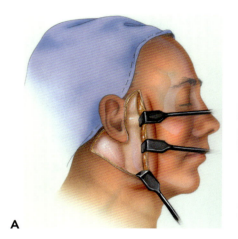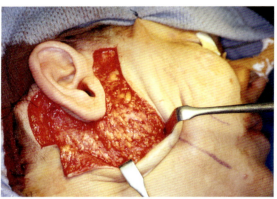

図11-5　A, B：下顎の後部を露出させるのに必要な皮下切離の範囲。皮膚を十分遊離して下顎角の下方や咬筋前切痕まで避けられるようにする。

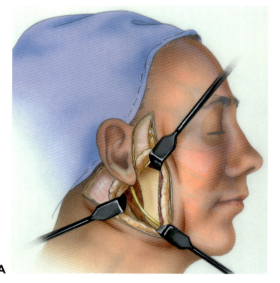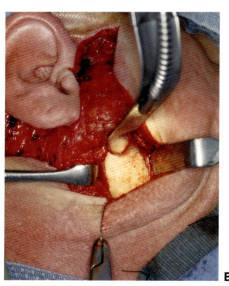

図11-6　A, B：除皺術切開で展開した下顎後部。この例では下顎頸骨折にアプローチしている。鈎をかけて，咬筋，耳下腺，顔面神経の上枝を避けている。

11 除皺術切開アプローチ

ステップ5 閉創

深層の縫合は下顎後切開アプローチ（第10章）と同様に行う。耳下腺筋膜/SMAS/広頸筋層を縫合後，7～10 Frの管状の持続吸引ドレーンを皮下ポケットに置いて血腫形成を防ぐ。ドレーンは切開の後方部分から出すか，別個に後頸部を貫いて通す。皮膚縫合は2層に行う（図11-7）。

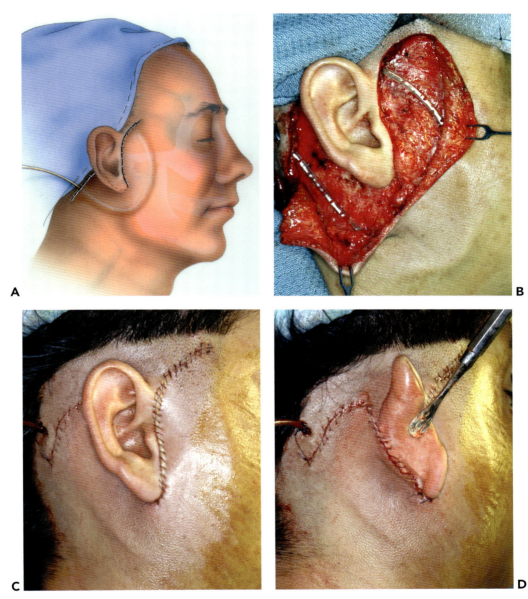

図11-7　A～D：皮下ドレーンの置き方と閉創を示す。

第6部

顎関節へのアプローチ

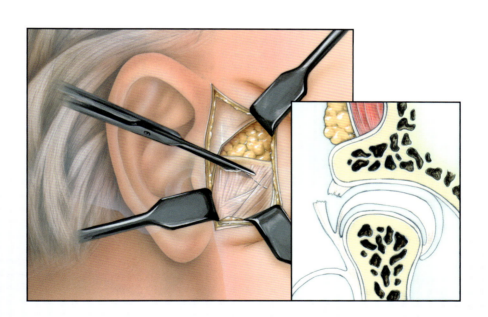

　顎関節 temporomandibular joint（TMJ）とその構造を露出する必要がある手術も多い。顎関節の円板転位，関節炎，外傷，発育障害，腫瘍はすべて顎関節の硬組織また軟組織に発生しうる疾患である。臨床で使われている顎関節へのアプローチがいくつかある。最も基本的なのは耳前切開アプローチ preauricular approach で，このセクションで詳しく記載する。変法については簡潔に言及する。

12 耳前切開アプローチ

　顎関節temporomandibular joint（TMJ）は，手術で比較的容易に露出できる場所に位置しているが，広く展開できるわけではない。展開の程度を制限する構造としては，分岐の多い顔面神経の枝がある。

手術解剖

　顎関節自体は比較的小さなものであるが，その近隣には多くの重要な解剖構造が存在している。この領域には，耳下腺，浅側頭動静脈，そして顔面神経や耳介側頭神経などが含まれる。

耳下腺

　耳下腺parotid glandは頬骨弓zygomatic archの下方で，外耳道external acoustic meatusの下方と前方にあり，咬筋masseterの表層，下顎枝ramus of mandibleの後方に囲まれた部位にある。耳下腺の上部表層端は顎関節包に接している。耳下腺それ自体は，深頸筋膜の浅層superficial layer of the deep cervical fasciaから由来する被膜によって被包されている。これを耳下腺筋膜parotid fasciaと呼ぶ。

浅側頭動静脈

　浅側頭動静脈superficial temporal vesselsは耳介側頭神経とともに耳下腺の上端を穿通して現われてくる（図12-1）。浅側頭動脈superficial temporal arteryは耳下腺の中で外頸動脈external carotid arteryの分枝（他方の分岐動脈終枝は顎動脈maxillary artery）として起始する。これが頬骨弓の表層と交差するところで側頭枝temporal branchが分かれる。この血管が手術中の出血の一般的な出血源となる。浅側頭動脈は，頬骨弓の数cm上で前頭枝frontal branchと頭頂枝parietal branchに分かれる。浅側頭静脈superficial temporal veinは浅側頭動脈よりも浅部で通常後方に位置する。耳介側頭神経が伴走し，これも浅側頭動脈の後部に位置する。

耳介側頭神経

　耳介側頭神経auriculotemporal nerveは耳介の一部，外耳道，鼓膜tympanic membrane，側頭部皮膚の知覚を支配する。関節突起頸部後方の内側から経過して，外側上方へ至り側頭骨の頬骨突起の上を通る（図12-1）。耳介の直前で側頭部皮膚に分布する終末枝に分かれる。顎関節領域に耳前切開でアプローチすると，ほぼ必ずこの神経を損傷する。外耳道軟骨の近くを切離することで損傷は少なくなることから，耳介側頭神経が外側から内側に向かう際にいくぶん前方を走ることがわかる。皮膚切開を側頭部へ延長するときは，後方に切開を傾け，この神経の主な部分が皮膚弁とともに前方へ避けられるようにするのがよい。幸いなことに，この神経の損傷に起因する患者の知覚異常の訴えはまれである。

197

第6部　顎関節へのアプローチ

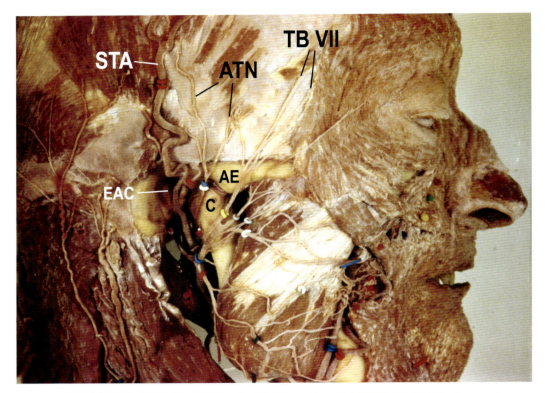

図12-1　解剖体で重要な構造を示している。C：下顎頭condyle，AE：側頭骨の関節隆起articular eminence，EAC：外耳道external auditory canal〔外耳（耳介）は除去〕，STA：浅側頭動脈superficial temporal artery，ATN：耳介側頭神経auriculotemporal nerves，TB Ⅶ：顔面神経側頭枝temporal branches of facial nerve。

顔面神経

　顔面神経facial nerveは茎乳突孔stylomastoid foramenを通って頭蓋を出た直後に耳下腺に入る。入るとすぐに，顔面神経は通常2つの主幹に分岐（上枝：側頭顔面枝temporofacial branchと下枝：頸部顔面枝cervicofacial branch）し，これらからの枝は様々に吻合/分枝して耳下腺神経叢parotid plexusを形成する。顔面神経の分枝は骨外耳道の最下点から1.5～2.8 cmの間に存在する。

　顔面神経の末端の枝は耳下腺から前方へ放射状に出る（図12-1）。これらの枝は通常，側頭枝temporal branches，頬骨枝zygomatic branches，頬筋枝buccal branches，下顎縁枝marginal mandibular branches，頸枝cervical branchesに分けられる。顎関節手術中に特に問題となるのが側頭枝であるのは，この位置の枝が最も損傷を受けやすいからである。側頭枝（多くは2本ある）は側頭頭頂筋膜temporoparietal fasciaの下面を進んで頬骨弓の外面を横切る（図6-5→90頁）。側頭枝の頬骨弓と交差位置には個人差があり，外耳道からの距離も8～35 mm（平均20 mm）の範囲にある（図12-2）[1]。したがって，側頭筋膜浅層と頬骨弓骨膜を切離するときには，外耳道の前縁から0.8 cmより前方を切らないようにすれば顔面神経側頭枝は保護できる。

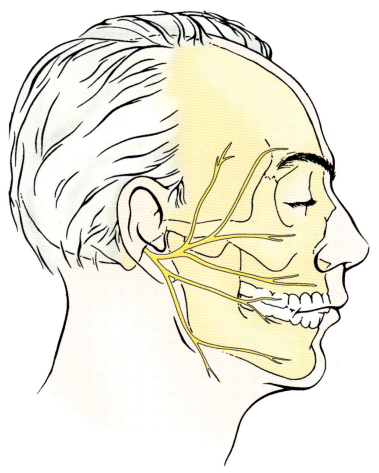

図12-2　顔面神経の主要な分枝。外耳道の最前方点から側頭枝が頬骨弓と交差する点までの距離は，8〜35 mmと様々である。

顎関節

　顎関節包TMJ capsuleは顎関節の解剖学的かつ機能的境界と定義できる。関節包は薄い疎な線維性被包で下顎頭関節面を包み下顎頸の骨膜と融合する。側頭骨では関節隆起articular eminenceと下顎窩の関節面articular surfaceを完全に包んでいる（図12-3）。関節包の付着部は，骨に強固に癒合している。前方では，関節包は関節隆起の前に，外側では，関節包は関節隆起および下顎窩の外縁に付着する。さらに後方では関節包は内側に向かい，鼓室鱗裂tympano-squamous fissureと錐体鼓室裂petrotympanic fissureの前縁に沿って付着する（訳注：鼓室鱗裂と錐体鼓室裂は一連で，ほぼ同意味）。内側関節包は蝶鱗縫合sphenosquamous sutureに沿って付着する。外側関節包は外側靱帯lateral ligamentによって補強されている。外側靱帯の浅部は扇状に斜走する結合織線維の層で，深部は幅の狭い帯状の，より水平方向に走行する線維からなる。外側靱帯は頬骨弓基部の外面に広く付着し，下顎頭後部に向けて後方に収束して，下顎頭外側極lateral pole of condyleの後方に付着する。

　関節円板articular diskは双凹板状で強靱かつ弾力に富む構造をしている（図12-4）。関節円板は通常，後方肥厚部posterior band，中央狭窄部intermediate zone，および前方肥厚部anterior bandの3部に分けられる。後方肥厚部（厚さ3 mm）と前方肥厚部（厚さ2 mm）に比べ，中央狭窄部は最も菲薄（厚さ1 mm）である。関節円板の上面は下顎窩と側頭骨の関節隆起の輪郭に適合し，下面は下顎頭の形状に適合している。

第6部　顎関節へのアプローチ

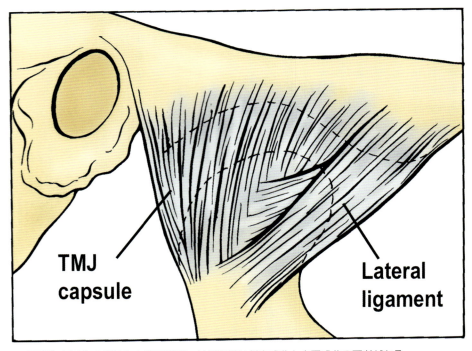

図12-3　顎関節（TMJ）の関節包と外側靱帯。外側靱帯は斜走成分と水平成分の両者がある。

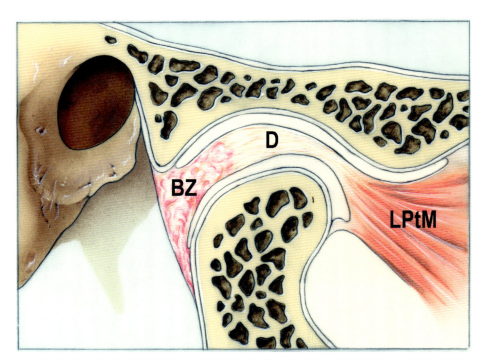

図12-4　顎関節の矢状断面。関節円板（D）は無血管性のため色調は白い。関節円板後部組織（二層帯；BZ）は血行が豊富で赤色である。外側翼突筋（LPtM）には関節円板の前方に付着する線維がある。

後方では，関節円板は疎な付着組織（すなわち円板後部組織retrodiscal padまたは二層帯bi-laminar zone）と連結している。円板後部組織は大きな脈管腔を有する柔軟な疎性結合織である。円板後部の付着組織は，後上方で側頭骨の鼓室板に付き，後下方で下顎頸に付く。前方では，関節円板，関節包と外側翼突筋上頭superior head of lateral pterygoidの筋膜は連続している。外側翼突筋上頭には，関節円板の前内側部に直接進入する線維がある。

　顎関節の関節円板は血管の乏しい関節内の構造物で，下顎窩と下顎頭とを分けるように存在する。関節円板は下顎頭の外側極に強固に付着していて，側頭骨には直接の付着を持たない。関節円板と円板後部組織は取り囲む周辺の関節包に移行している。関節円板とその付着部が上下関節腔を分ける。矢状断面で見ると，上関節腔は下顎窩と関節隆起に連続している。上関節腔は必ず下関節腔よりもさらに前方にまで延びている。下関節腔は下顎頭と連接し，外側翼突筋上頭の上面に沿って下顎頭の少し前方まで延びている。前頭断面で見ると，上関節腔は下関節腔を覆うように存在する。したがって，関節包の外側を切開すると上関節腔に入る。

側頭頭頂部の層

　側頭頭頂筋膜temporoparietal fasciaは皮下脂肪の直下にある最も表在性の筋膜層である（図12-5）。この筋膜は帽状腱膜galeaが外側方に延長した部分で，表在性筋腱膜系superficial musculoaponeurotic system（SMAS）に続いている。これは浅側頭筋膜superficial temporal fascia

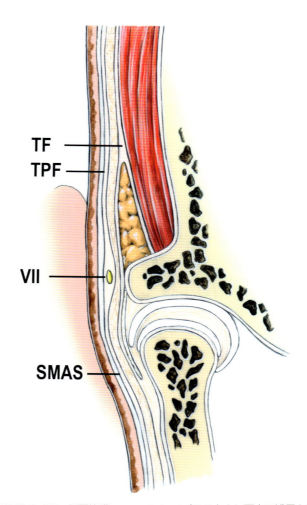

図12-5　顎関節部の冠状断面。TF：側頭筋膜temporalis fascia（この点より下方で浅層と深層に分かれていることに注意），TPF：側頭頭頂筋膜temporoparietal fascia，Ⅶ：顔面神経側頭枝，SMAS：表在性筋腱膜系superficial musculoaponeurotic system。

または頬骨上SMASと呼ばれる。この層は表面の直下にあるので，皮膚切開するときに極めて見逃しやすい。浅側頭静脈などの頭皮の血管は，皮下脂肪に近い表層面を走っている。一方，顔面神経側頭枝のような運動神経は，側頭筋膜面深層の側を走る。

側頭頭頂部の帽状腱膜下筋膜 subgaleal fascia はよく発達しており，必要とあらば個別の筋膜層として剥離できるが，通常は標準的な耳前切開アプローチでの単なる分離面として使われている。

側頭筋膜 temporalis fascia は側頭筋の筋膜である。この厚い筋膜は，頭蓋の上側頭線 superior temporal line から起こり，頭蓋骨膜 pericranium と癒合している。側頭筋 temporalis は側頭筋膜の深部表面と側頭窩全体から起こる。下方に行くと，眼窩上縁の高さで側頭筋膜は眼窩外側縁に付く浅層と頬骨弓の内側縁に付く深層に分かれる。

この2つの層の間には少量の脂肪組織があり，浅側頭脂肪層 superficial temporal fat pad と呼ばれることもある。側頭筋膜の表層直下に大きな静脈が走ることが多い。

手術手技

顎関節へのアプローチがいくつか臨床応用されている。標準的で最も基本的な方法は，耳前切開アプローチ preauricular approach である。その他のアプローチは皮膚切開の位置も関節への経路も異なっているが根本的な違いがあるわけではない。本章では，標準的な耳前切開アプローチをまず提示してから，変法を簡潔に紹介する。

ステップ1 ▶ 術野の準備

手術準備とドレーピングでは外耳全体と外眼角を露出しておく。耳前部の剃毛はしなくてもよい。滅菌プラスチックドレープを使えば毛髪を術野外に保持できる。外耳道には，ミネラルオイルまたは抗菌薬軟膏に浸した綿球を挿入する。

ステップ2 ▶ 切開線のマーキング

切開線は，顔面の皮膚と耳輪との接合部に置く。耳全体の自然な皮膚のシワを切開線に使用できる。もしシワがない場合は，耳前部の皮膚を指で後ろに押すとシワができるのでこれをマーキングする（図12-6A）。切開線を上方へ耳輪の高さまで延ばし，さらに前方へ延長することもある（ホッケースティック切開 hockey-stick incision）（図12-6B）。

ステップ3 ▶ 血管収縮薬の注射

耳前部は非常に脈管に富む部位である。血管収縮薬を切開部の皮下に注射して切開時の出血を減らせる。しかし，もし局所麻酔薬も注射するなら，剖出した顔面神経枝に神経刺激装置を使用する必要がありうるので深く注射してはならない。

ステップ4 ▶ 皮膚切開

皮膚と皮下結合織（側頭頭頂筋膜を含む）を切開し，側頭筋膜（浅層）の深さに至る（図12-7）。深部の切離に移る前に，皮膚血管の小出血を電気凝固で止血する。

12 耳前切開アプローチ

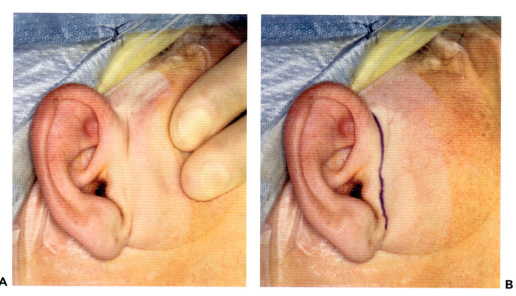

図12-6 皮膚切開をマーキングする方法。A：指で皮膚を後方に押してシワを作る。B：このシワに切開線をマークする。

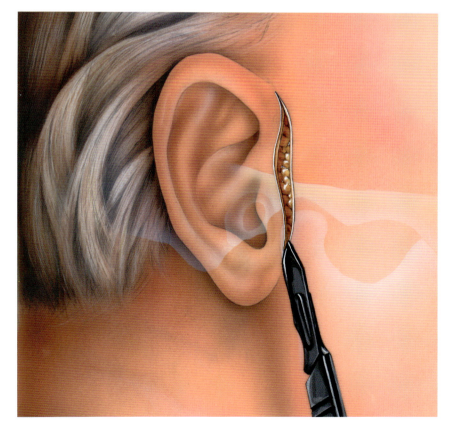

図12-7 耳前部皮膚のシワに最初の皮膚切開を置く。

ステップ5　顎関節包の切開

　骨膜剥離子や剪刀による鈍的剥離で（図12-8A）切開線の上部（頬骨弓より上側）の皮膚弁を作ると，1.5～2 cm前方へ牽引展開できる（図12-8B）。この皮膚弁は側頭筋膜の浅層（外側）の深さで前方に切離して作成する。この層は通常，脈管密度が低い。浅側頭動静脈および耳介側頭神経は，皮膚弁の中に含まれ前方へ牽引されることになる。皮膚弁作成がうまくいかず外耳道軟骨に接近しすぎると，これらの構造を損傷する危険性が増す。

　頬骨弓の下側の部分では，鈍的に剥離を進め，外耳道軟骨に接近する。外耳道軟骨と耳下腺浅葉との間の無血管層で剪刀による切離を進める（図12-8B）。外耳道軟骨は前内方へ向かうので，この軟骨に平行に切離展開を進める。この点での切離の深さは，前方の頬骨弓の深さと同等とする（図12-8C）。

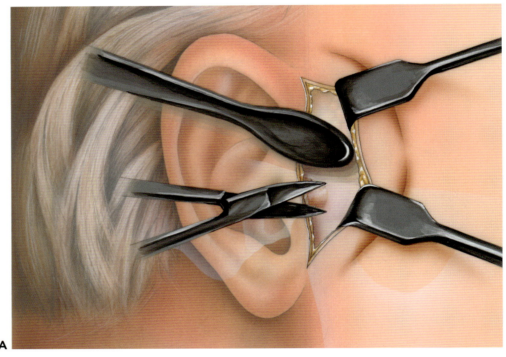

図12-8（図12-7の続き）　A：骨膜剥離子を用いて側頭筋膜の浅層のレベルで頬骨弓よりも上まで剥離する。前方皮膚弁もこの深さで切離する。剪刀を用いて頬骨弓の下方を切離して，同じ深さにある（軟骨）外耳道の直前に至る。（続く）

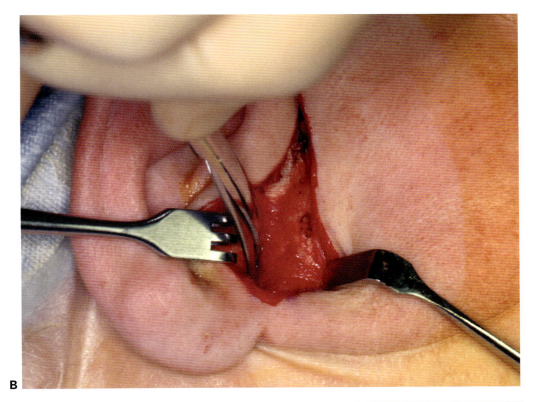

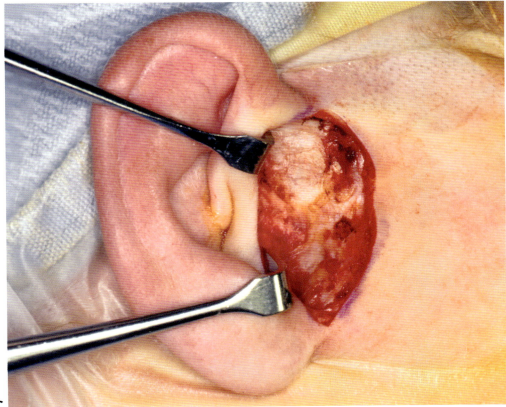

図12-8（続き）　**B**：剪刀で外耳道に沿って切離する。**C**：切離を終えると側頭筋膜の浅層が頬骨弓上に見える（白色）。

頬骨弓より上側の切開に戻り，皮膚弁を前方に牽引した状態で，側頭筋膜の浅層（外側）を切開する．切開は，ちょうど耳珠の直前の頬骨弓の側頭骨端から始めて前上方へ向かい，皮膚弁の上端まで進める（図12-9）．すると側頭筋膜の浅層と深層の間に介在する脂肪体が出てく

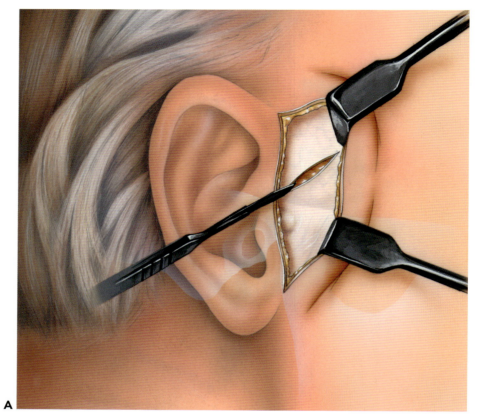

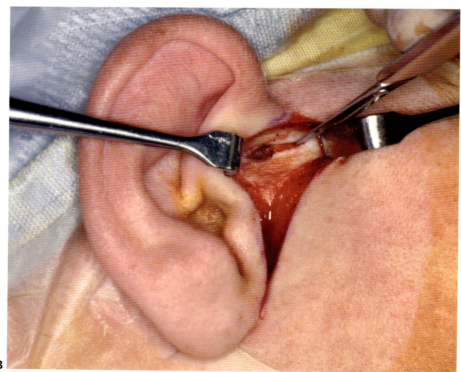

図12-9　A, B：側頭筋膜の浅層を斜めに切開する．筋膜の深部に脂肪組織が見える．

る。頬骨弓の側頭骨端では，側頭筋膜の浅層と頬骨弓の骨膜をまとめて切開してよい。骨膜剥離子の鋭端を筋膜の切開部から側頭筋膜の浅層の下に挿し込んで前後に動かし，側頭筋膜浅層をその下層の疎性結合織層と脂肪組織から剥がす（図12-10）。頬骨弓に向かって下方に剥離操作を進め，骨膜剥離子の鋭端で頬骨弓の外面と上面との接合部の骨膜付着を分離して骨膜を剥離する。骨膜剥離子を前後に動かしながら，内方で顎関節包に入らないように注意してより下方に進む（図12-10）。この剥離には先端が鈍な剪刀を用いるのもよい。頬骨弓の下約1cmまで切離したところで，最初に切開した層の深さで後方に向かって介在組織を鋭的に切離する（図12-11）。

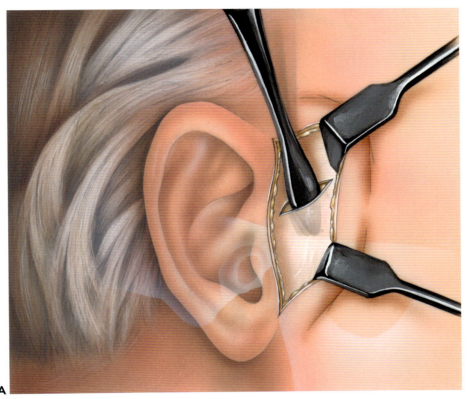

図12-10 A：側頭筋膜浅層の下に骨膜剥離子を挿入して，頬骨弓外側の骨膜を剥離している。頬骨弓より下側へ，顎関節包の直上に向けて鈍的に切開を続ける。（続く）

第6部　顎関節へのアプローチ

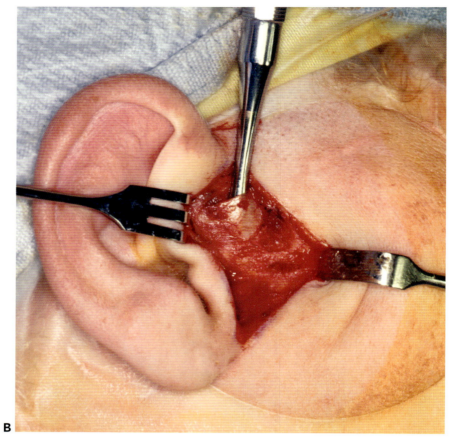

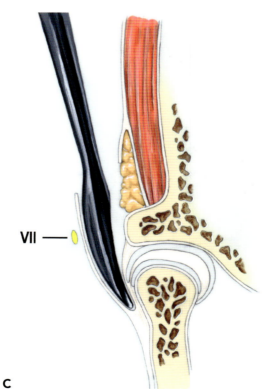

図12-10（続き）　B：側頭筋膜浅層の下に骨膜剥離子を挿入して，頬骨弓外側の骨膜を剥離している．頬骨弓より下側へ，顎関節包の直上に向けて鈍的に切開を続ける．C：剥離の層を冠状断面で示す．

12 耳前切開アプローチ

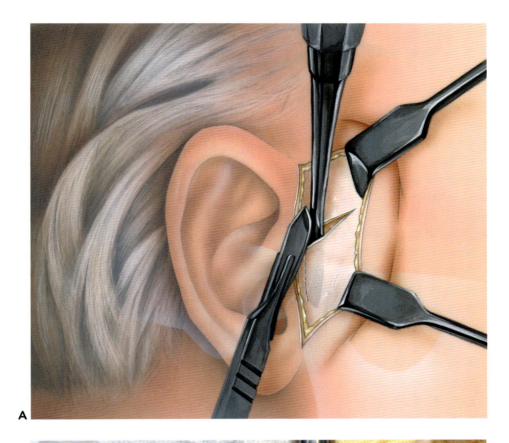

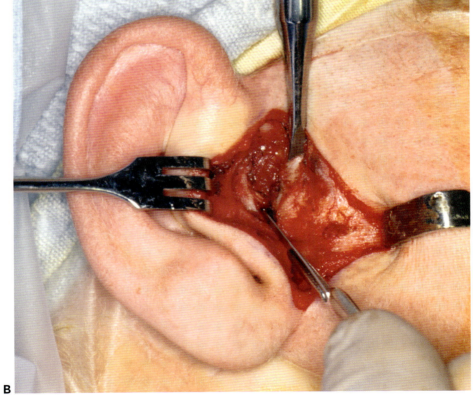

図12-11　A, B：外耳道の直前の介在組織に挿入した骨膜剥離子の深さまで垂直に切開を加える。

次いで，皮膚弁全体を前方に牽引し，ちょうど顎関節包の表層の深さで前方へ鈍的剥離を進めて，関節隆起を露出させてから顎関節包全体を明示する（図12-12）。頬骨弓の外面に沿って骨膜下剥離を行えば，顔面神経側頭枝は避けられた皮膚弁組織中に含まれる（図12-10C）。下顎をつかんで開閉すると関節腔の位置関係がわかりやすくなる。

> **ステップ6** 関節腔の露出

作成した皮膚弁を牽引しておいて関節腔に入る。手術操作を容易にするために，血管収縮薬含有液を上関節腔に注入するのもよい（図12-13）。下顎頭を下方へ牽引しながら先尖の剪刀やメスで関節隆起の後方斜面を切開して上関節腔の前方に入る（図12-14）。この開放部を，関節隆起と下顎窩の外側面に沿って前後に拡大する。関節包の後部に沿って下方に切開していくと関節包が関節円板後部組織と混じり合う。関節包を側方に避けると上関節腔に進入できる（図12-15）。

下関節腔を開くには，上関節腔の外側陥凹内にある下顎頭への関節円板外側付着部に沿って切開を置く（図12-16）。切開は後方付着組織まで延長してもよい。それから下関節腔に入る。関節円板は上方にも下方にも避けることができ，上下どちらの関節腔も展開できる（図12-17）。

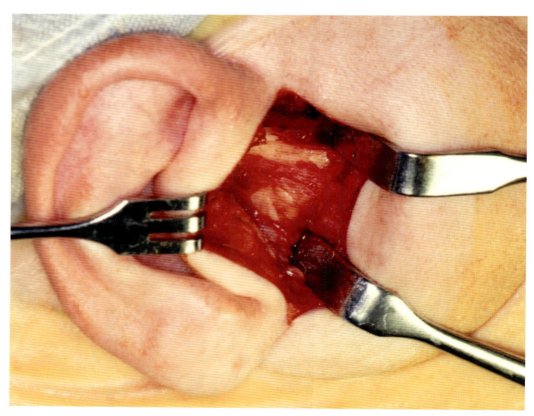

図12-12　顎関節の関節包と露出した頬骨弓。

12 耳前切開アプローチ

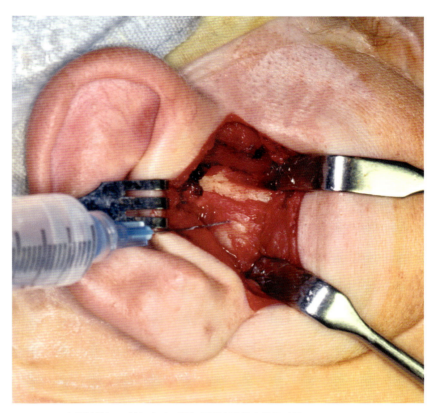

図12-13　上関節腔にアドレナリン添加局所麻酔薬を注入する。

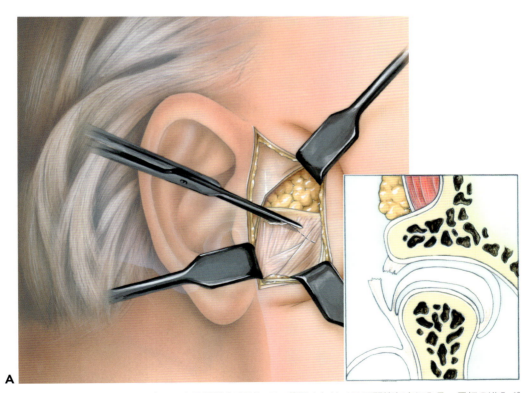

図12-14　A：顎関節関節包の表層にある組織を牽引して，剪刀またはメスで関節包内に入る。最初の進入ポイントは頬骨弓の下で，そこから下顎窩の輪郭に沿って切開を延ばしていく。挿入図：上関節腔への進入の冠状断図。（続く）

211

第6部　顎関節へのアプローチ

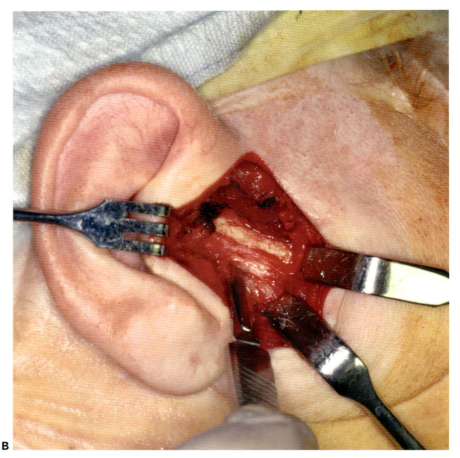

図12-14（続き）　B：メスで関節包内に入る。

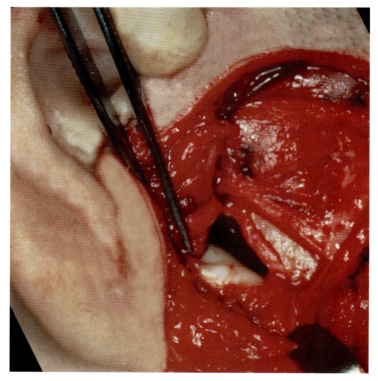

図12-15　上関節腔の内部を示す。鑷子で関節円板の外側部分（白い部分）を把持している。

212

12 耳前切開アプローチ

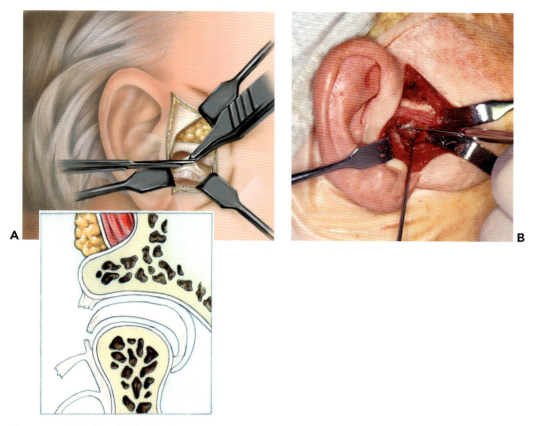

図12-16　関節円板の外側付着を切開して下関節腔へ入る。A：先尖の剪刀で関節円板の外側付着部を切離する。B：メスでの切離もよい。挿入図：下関節腔に入るための切開部位を冠状断で示す。

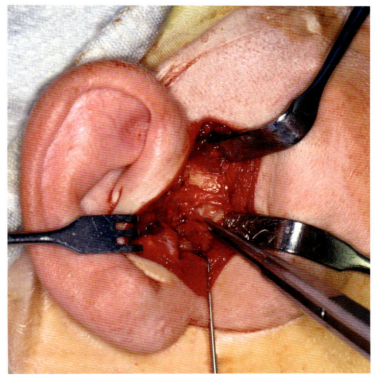

図12-17　関節円板の外側付着を切離した。関節円板を鑷子で持ち上げて下顎頭表面を露出する。

第6部　顎関節へのアプローチ

213

ステップ7 閉創

関節腔は閉創前に十分に洗浄し，止血を行う．関節円板を下顎頭外側付着部へ戻して，非吸収性または遅吸収性縫合糸で縫合して下関節腔を閉じる（図12-18）．上関節腔は側頭骨上に残っている関節包の切開縁を縫合して閉じる（図12-19）．縫合できる付着物が骨にない場合，頬骨弓を越えて側頭筋膜に関節包を吊り下げ縫合してもよい．

皮下組織は吸収性糸で縫合する．皮下組織よりも深層の縫合は不要である．その後皮膚を縫合する．皮下連続縫合は抜糸が簡単で，必要に応じて抜糸を延期できる（図12-20）．通常，耳介の後ろに補強の枕子を置いて圧迫包帯を施す．

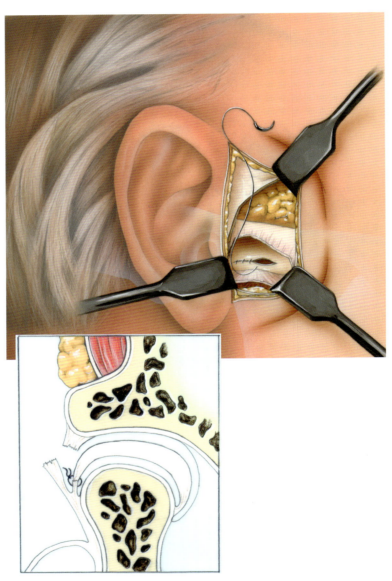

図12-18　関節円板の外側付着部と関節包を連続縫合して下関節腔を閉じる．**挿入図**：関節円板の縫合を冠状断で示す．

12 耳前切開アプローチ

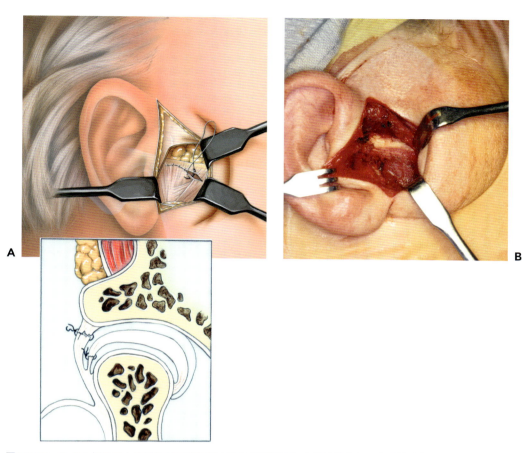

図12-19　A，B：頬骨弓上の関節包の残存部と下方の顎関節包を連続縫合して上関節腔を閉鎖する。**挿入図**：関節円板と関節包外側の縫合を冠状断で示す。

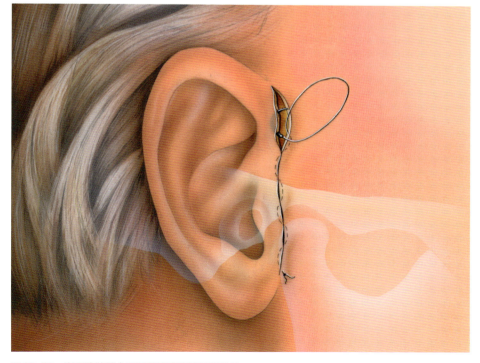

図12-20　皮下連続縫合で耳前皮膚切開を閉じる。

215

別のアプローチ

　顎関節への他のアプローチも臨床応用されている。延長側頭切開 extended temporal incision や延長冠状切開 extended coronal incision は，顎関節にアプローチするための耳前切開の場合と同様にして下方に延長できる。拡張耳前切開 extended preauricular approach で組織を前方へ避けやすくする方法もある。拡張耳前切開法は耳前切開法に似ているが，前上方の側頭部皮膚の有毛部内へ hockey-stick 状に延長する（図12-21）。術者によっては，耳前切開を耳珠の後ろに移して（耳内切開 endaural incision）瘢痕の一部を隠す（図12-22）。この方法は，皮膚にはっきりしたシワのない，多くは若い患者に特に有用であろう。耳介後切開 retroauricular incision はさらに目立たない切開で，耳介側頭神経の保護にも有利である。このアプローチでは，耳介の後方に弧状の切開を置く（図12-23）。外耳道は広くなった部分で切断することで狭窄を防ぎ，耳介を前方へ翻転して顎関節にアプローチする。深部組織の切離は，すでに記載した方法と同様である。

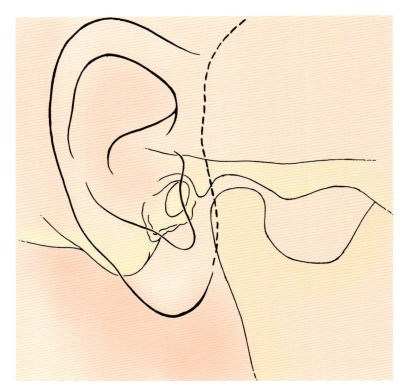

図12-21　前上方へ斜めに延長した（ホッケーのスティック状）耳前切開（hockey-stick切開）。

12 耳前切開アプローチ

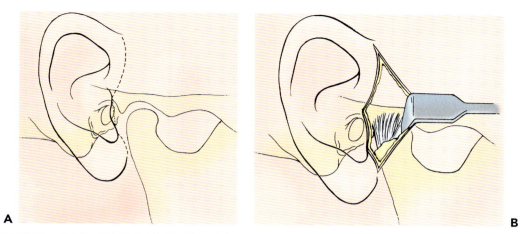

図12-22 切開の一部を耳珠の後ろに置いて創を耳介内に隠した耳前切開（耳内切開）。**A**：切開線。**B**：関節包を露出したところ。

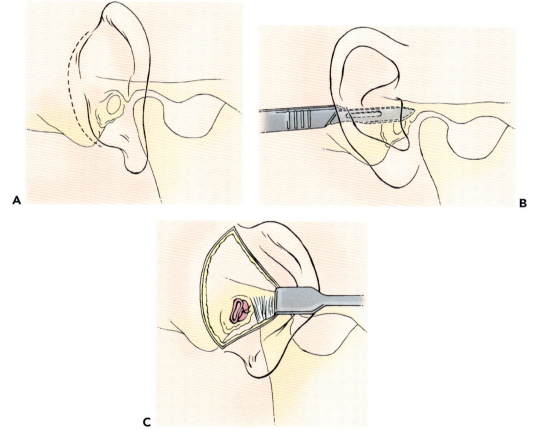

図12-23 顎関節への耳介後アプローチ。**A**：耳介後部の耳介側頭溝に置いた弧状切開。**B**：外耳道の横断。**C**：外耳を前方に避けて顎関節包を露出する。

文献

1) Al-Kayat A, Bramley P. A modified pre-auricular approach to the temporomandibular joint and malar arch. *Br J Oral Surg.* 1979；17：91.

第7部

鼻骨格への手術アプローチ

外鼻骨格を露出するための手術アプローチが数多く使用されている。一般的な基本的な2つの手術アプローチをここに記すが，それぞれに独特な切開があり変法がある。閉鎖アプローチ closed approach または鼻内アプローチ endonasal approach は，切開線がすべて鼻腔内にあり，傷は目立たない。開放アプローチ open approach または鼻外アプローチ external approach では鼻腔内と鼻腔外の切開を組み合わせる。このセクションは，これら2つの基本的アプローチに基づいて2つの章に分けて記す。手術解剖については第13章に詳述した。

13 鼻外アプローチ（開放アプローチ）

　鼻形成術，鼻中隔形成術，骨折治療，鼻再建手術などの多くの手術で鼻骨格を露出する。本章では本書の中で唯一，骨/軟骨の両者からなる骨格へのアプローチについて記載している。

▶ 手術解剖

　鼻noseは三角錐の形をしていて，鼻根部root of noseを頂点として，基部には2つの外鼻孔nostrilsが開いている。

外鼻の骨性骨格

　鼻の骨性の骨格は一対の鼻骨nasal boneからなり，後方は前頭骨鼻突起nasal process of frontal boneと側方は上顎骨の前頭突起frontal process of maxillaに支持される（図13-1）。鼻骨の長さには個体差があり，鼻の枠組みの長さの1/3～1/2を占める。鼻骨は上部が厚く幅の狭い四角形の骨が対になっており，下部で薄く幅広くなっている。表面は滑らかで上方の半分は凹面で，下半分では凸面をなす。鼻骨の下端は外側鼻軟骨lateral nasal cartilage（上外側鼻軟骨upper lateral cartilageともいう）に続き，これは鼻骨の下に4～7 mm延びている（キーストーン部位）。

外鼻の軟骨性骨格

　外側鼻軟骨は一対をなしていて，側方鼻壁の中央1/3の大部分を構成する（図13-1）。この内側縁は，鼻中隔軟骨septal nasal cartilageの上方2/3の前方端の横方向への拡張部と融合する。下方1/3は結合織を介して鼻中隔軟骨とつながる。外側鼻軟骨の上端は鼻骨の下端の内側面に数mm進入している。鼻骨の骨膜は，この接合部で軟骨鼻骨格の軟骨膜に変わる。外側鼻軟骨の外側縁は上顎骨の梨状口piriform apertureに接合する。外側鼻軟骨の下端は，大鼻翼軟骨major alar cartilage（下外側鼻軟骨lower lateral cartilageともいう）の外側脚の下に入り込み，数個の小鼻翼軟骨minor alar cartilage（鼻翼の種子軟骨sesamoid cartilageともいう）を含む内外側の軟骨膜の延長である密な結合織によって接合される。大鼻翼軟骨と外側鼻軟骨との結合部は2～3 mm折り重なることが多く，"スクロールエリアscroll area"ともいう（図13-2）。

　大鼻翼軟骨は内側脚medial crusと外側脚lateral crusからなる一対の構造である。2つの内側脚は正中で一緒になって，鼻柱columellaの一部を形成している（図13-3）。内側脚の後下方の端は広がってfoot plateと呼ばれる構造をとり，線維性結合織で鼻中隔軟骨につながっている。外側脚は四角形で，通常凸面をなす。それらは，主として線維脂肪性組織である鼻翼ala of noseの形や構造にはほとんど影響しない。外側脚の長さは個人よってかなり異なるが，多くの場合，表層を覆う皮膚を通して大体の形を見ることができる。外側脚の外側縁は，梨状口縁に向かって延びているが直接は付いておらず，結合織と点在する小鼻翼軟骨を介してつながっている（図13-1，13-2）。

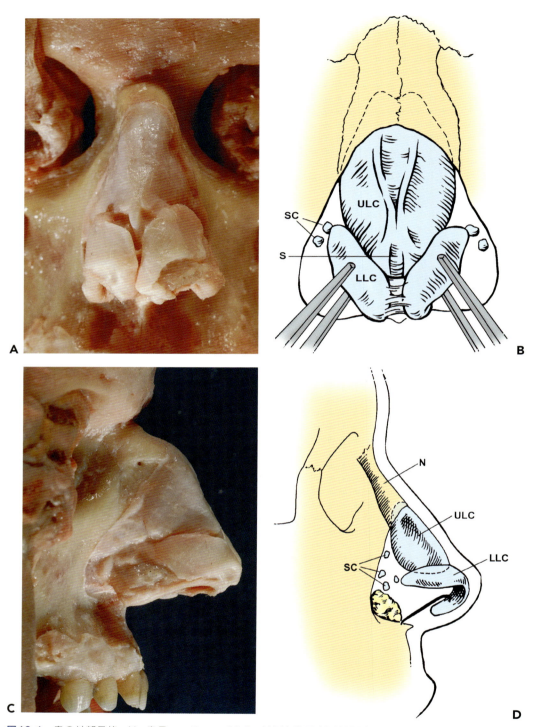

図13-1 鼻の外部骨格。N：鼻骨nasal bone，ULC：外側鼻軟骨（上外側鼻軟骨upper lateral cartilage），SC：小鼻翼軟骨minor alar cartilage（種子軟骨sesamoid cartilage），S：鼻中隔軟骨septal nasal cartilage，LLC：大鼻翼軟骨major alar cartilage（下外側鼻軟骨lower lateral cartilage）。

13 鼻外アプローチ（開放アプローチ）

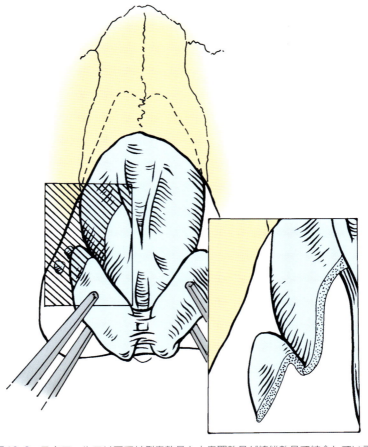

図13-2　スクロールエリアで外側鼻軟骨と大鼻翼軟骨が線維軟骨で結合している。

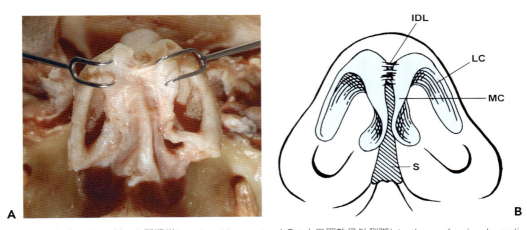

図13-3　鼻底。IDL：ドーム間靱帯 interdomal ligaments，LC：大鼻翼軟骨外側脚 lateral crus of major alar cartilage，MC：大鼻翼軟骨内側脚 medial crus of major alar cartilage，S：鼻中隔 septum。

外側脚の高さも大きく異なるが中央値は大体11 mmである。外側脚の上端は外側鼻軟骨の下端を覆う。外側脚の下端は，鼻翼縁には沿わず，内側縁に近い側の5〜6 mmほど後方にある。外側脚の下端は，鼻翼縁の12〜14 mmほど上方にある（図13-1）。つまり，外側脚の下端は側方に行くにつれて上方になる。この関係は皮膚を通して観察できるし，鼻翼の外側縁を牽引すれば鼻内からも確認できる。内/外側脚は急角度で接合し鋭角をなすか膝状をなす。症例によっては2つの脚の間に平坦な部分があり，中間脚という用語も与えられる。左右の大鼻翼軟骨は，軟骨中隔角の頂部を越えて延びるドーム間靱帯interdomal ligamentで接合され，鼻尖tip of noseの支持に役立つ（図13-3）。

鼻中隔

鼻中隔nasal septumは6つの要素でできている。上顎骨の鼻稜nasal crest，口蓋骨palatine boneの垂直板perpendicular plate，篩骨ethmoidの垂直板，鋤骨vomer，鼻中隔軟骨septal nasal cartilage（四角軟骨），鼻中隔膜様部membranous septumである（図13-4）。

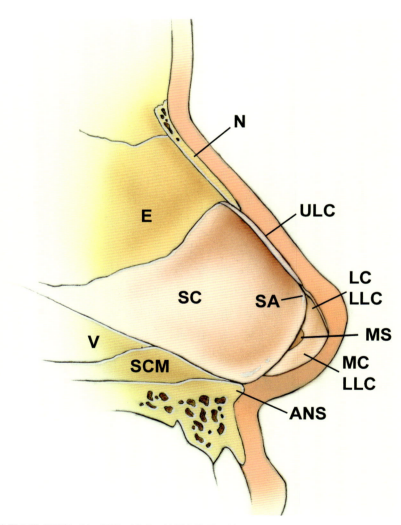

図13-4　鼻中隔の構成要素。N：鼻骨，ULC：外側鼻軟骨の断面，E：篩骨，SC：鼻中隔軟骨，SA：中隔角，V：鋤骨，SCM：上顎骨鼻稜，LC LLC：大鼻翼軟骨外側脚，MS：鼻中隔膜様部，MC LLC：大鼻翼軟骨内側脚，ANS：前鼻棘。

鼻中隔軟骨は骨性中隔bony septumの前に続いた部分で，ほぼ四角形をしている。その前上縁は鼻梁nasal bridge（鼻すじ）の一部をなす。鼻梁の上方1/3では，軟骨中隔前縁は鼻骨の内側面の下に位置する。鼻梁の中1/3では外側鼻軟骨と密接につながっている。鼻中隔前縁は側方に拡大して突起を作り，両側の外側鼻軟骨の内側縁と密な線維性の関節で連結する。鼻中隔の前縁は上方で幅広く，下方に行くに従って狭くなる。前中隔角は鼻中隔軟骨の鼻背側縁と尾側縁の合流点である。鼻梁の下1/3では，鼻中隔軟骨は外側鼻軟骨から離れて，明らかに鼻翼軟骨の後方にある。前下縁は斜め後方に延びて丸みを帯びた角度を形成して前鼻棘anterior nasal spineと接合する。この接合は骨膜性/軟骨膜性の組織で取り囲まれ，堅固ではあるがいくぶん可動性のある関節を形成する。後上縁は篩骨垂直板に固く結合される。後下縁は後方から前方に斜めに延びている。このフレア状の縁は後方で狭くなり，篩骨と鋤骨の間に延びる。前方では下縁は拡大して切歯骨の稜につながる。この稜は時に下縁を受けるように溝状になることがある。

鼻の軟組織

　鼻を覆う軟組織は皮膚，筋腱膜複合体，骨膜/軟骨膜からなる。鼻の動静脈はこれら軟組織内に存在する。したがって，鼻の手術での剝離面は，筋や脈管を傷つけないように骨軟骨骨格に沿って切離するのがよい。ある手術が鼻の機能や審美性に与える影響を理解するうえで，鼻の軟組織が重要である。しかし，鼻骨格を露出する目的での切離は骨膜/軟骨膜下の層で施行されるので，これらの要素はそれほど重要ではなくなる。

手術手技

　鼻骨格への鼻外アプローチexternal approachには，鼻柱を横断するたった1つの切開線のみという切開もある。このアプローチは両側の軟骨辺縁切開marginal incision（大鼻翼軟骨下縁切開）とこれを連続させる鼻柱横断切開transcolumellar incisionからなる。軟組織を軟骨や鼻骨から挙上して鼻尖と鼻背全体まで露出する。

ステップ1　血管収縮薬の注射と手術準備

　前庭内の鼻毛は，15番メスか剪刀で剃毛し鼻腔はポビドンヨード溶液で洗浄する。鼻腔内パッキングと血管収縮薬の注射の併用が手術中の止血に役立つ。血管収縮薬（4%コカイン，0.05%オキシメタゾリンなど）の鼻パッキングは，鼻甲介と骨軟骨性の天蓋の下側に鼻腔底の長軸方向に向けて配置する。血管収縮薬の局所浸潤で止血を促進し，組織層での分離を助ける。皮膚の変形ができるだけ小さくなるようにしながら，皮膚と骨軟骨骨格の間に浸潤注射し，粘膜下にも行う（図13-5）。浸潤注射後，外鼻を緩やかに1～2分間圧迫することで血管収縮薬が均一に広がるようにして外形変化を減らす。次いで，通常の外鼻手術の準備を行う。

第7部　鼻骨格への手術アプローチ

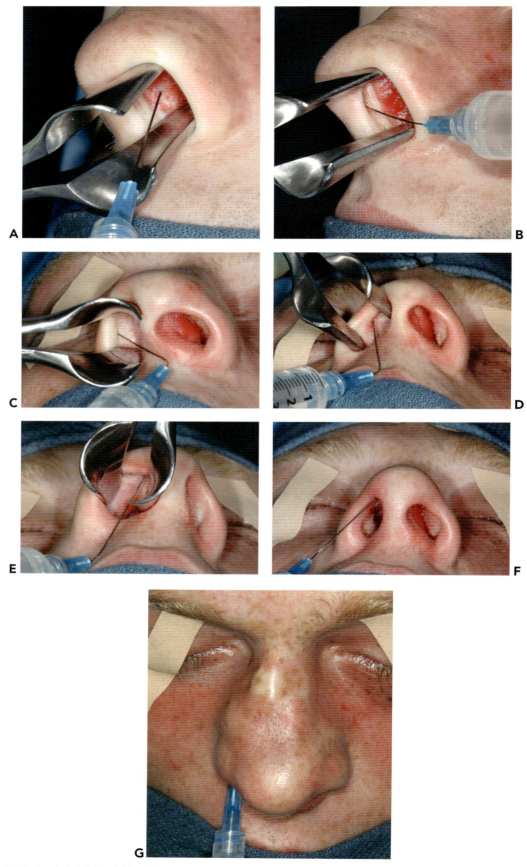

図13-5 止血を助け，剥離面を作るための血管収縮薬の注射。**A**：鼻中隔の粘膜下注射。**B**：粘膜中隔と大鼻翼軟骨内側脚に沿わせて注射。**C〜E**：軟骨辺縁切開の場所に沿って注射。**F**：鼻翼軟骨ドームへの注射。**G**：外側鼻軟骨と鼻骨の表面への注射。

13 鼻外アプローチ（開放アプローチ）

ステップ2 軟骨辺縁切開と鼻柱横断切開

　鼻外切開アプローチのための切開線は，先端の細いペンでマーキングする必要がある。鼻翼軟骨ドームと外側脚の露出のための軟骨辺縁切開は，鼻孔の縁ではなく，大鼻翼軟骨の下縁に沿うべきである（図13-6）。切開線は，大鼻翼軟骨の内外側脚の移行部の下側に相当する鼻孔の一部である"soft triangle"には入れない。"soft triangle"は並んだ2枚の皮膚の層によって形成されており，軟骨支持はなく，それら2層の皮膚の間に疎性結合織があるだけで，切開すれば術後に切れ込みができて変形を来す可能性がある。そのため，"soft triangle"を通って切開する鼻孔縁切開は避けるのがよい。

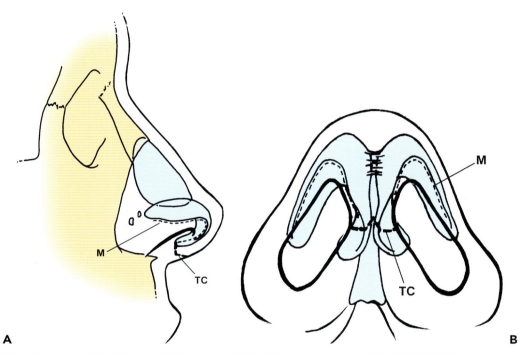

図13-6　A, B：外鼻アプローチの切開。M：軟骨辺縁切開 marginal incision，TC：鼻柱横断切開 transcolumellar incision。軟骨辺縁切開が大鼻翼軟骨の下縁にどのように沿うかに注目。

第7部 鼻骨格への手術アプローチ

　鼻孔の縁を二爪皮膚鉤で牽引し，鼻翼の外側に中指を置いて外翻する．大鼻翼軟骨の下端は，鼻前庭の皮膚を通して同定する（図13-7A）．鼻翼縁との関連での外側脚の下端の位置決めについては前述した．メスハンドルの後部で大鼻翼軟骨の下端を触知できる．

　軟骨辺縁切開を内側へ続け，内側脚の下端に沿って鼻柱の縁の約1 mm後方を通り，鼻柱鼻尖部移行部までとする（図13-7B）．内側での切開は，鼻柱鼻尖部移行部と内側脚の開大部の間である，鼻柱の最も狭い部分で止めるのがよい．鼻柱横断切開は，鼻柱を横断する皮膚面で階段上（図13-7C）もしくは逆V字状（図13-7D）にして軟骨辺縁切開の端につなぐようにする．

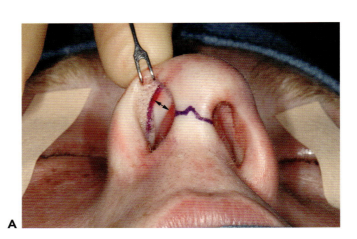

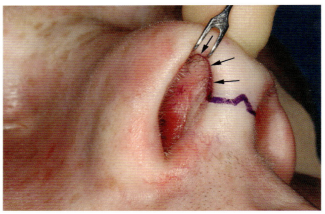

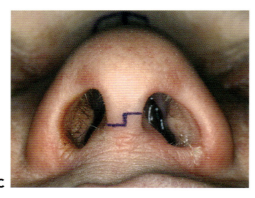 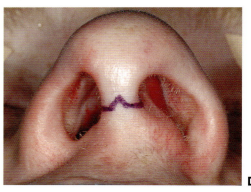

図13-7　軟骨辺縁切開と鼻柱横断切開の位置を示す．**A**：軟骨辺縁切開線をペンでマークする．大鼻翼軟骨の下端に沿っていることに注意．矢印は大鼻翼軟骨の外側脚の高さを示す．**B**：軟骨辺縁切開は前/内方に進んでから下方に曲がる（矢印）．**C, D**：鼻柱横断切開は階段状（**C**）もしくは逆V字状（**D**）にするのがよい．

マーキングしてから切開を行う。先に鼻柱横断切開をするか，軟骨辺縁切開をするかは好みによる。最初に軟骨辺縁切開をする場合は通常，側方から内方へ向けて大鼻翼軟骨の輪郭に沿って前庭の皮膚を軟骨のレベルまで切る（図13-8）。軟骨が非常に浅いところにある中央部や外側脚部では，深く切り込み過ぎないように注意する。

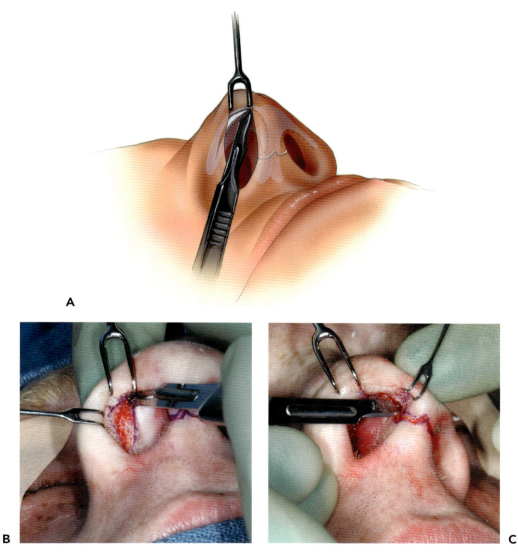

図13-8　軟骨辺縁切開。A：軟骨辺縁切開を行っているところ。切開を通して大鼻翼軟骨が見えることに留意。B：側方から始まり内側に延びる鼻孔縁切開を示す。指で鼻翼軟骨を下外方に押しながら鼻翼縁を皮膚鉤で上方に引いていることに注意。C：軟骨辺縁切開は大鼻翼軟骨の中央部と内側脚の前端に沿い，鼻柱のすぐ後ろまで続く。

軟骨辺縁切開を終えてから11番メスで鼻柱横断切開を行う（図13-9）。内側脚は鼻柱の表層にあるため，鼻柱を横切る皮膚切開は軟骨を切らないよう慎重に行う。

ステップ3　鼻の外骨格

皮膚鉤や細い鑷子で鼻柱の皮膚の切開縁をそっと持ち上げ，剪刀で内側脚の軟骨膜下を剝離する。被覆軟組織は薄く，軟骨膜下剝離以外ではすぐに裂ける。内側脚の前方を切離して鼻柱の皮膚を遊離する（図13-10）。この部では鼻柱に沿って垂直に走る血管があるのでよく出血する（図13-11）。

二爪皮膚鉤をかけて鼻孔縁を翻転して先尖の剪刀を切開に刺し入れる（図13-12A）。剪刀の先端を大鼻翼軟骨の外側脚の下端に接触させて広げるようにして付着組織を剝がす。剪刀の先端を外側脚の表面側の軟骨膜下の層に進め，広げながら被覆組織を剝離する（図13-12B）。

外側脚と内側脚の移行部では，ドーム間靭帯があるために軟骨骨格からの軟組織の剝離が特に困難なことがある（図13-12C）。この領域は内/外側脚の間が急角度をなす場所でもあるので，軟骨膜下の層で切離をすることが難しいこともある。内外側の切離を終えると，残るは内/外側脚の間の急角度の部位である。剪刀を一方から他方の剝離孔に通すことで，この難しい部位にアクセスできる（図13-12D）。

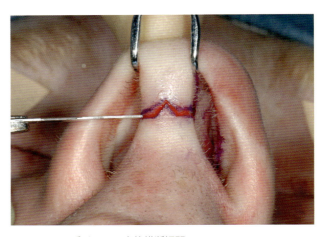

図13-9　11番メスでの鼻柱横断切開。

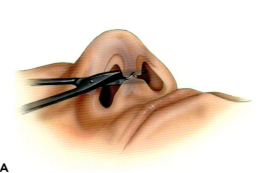
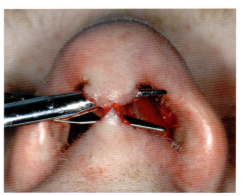

図13-10　A, B：剪刀を用いて軟骨膜下の層で，内側脚部の鼻柱の皮膚を切離する。

13 鼻外アプローチ（開放アプローチ）

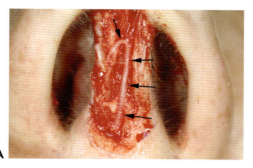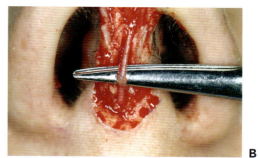

図13-11　A, B：鼻柱の太い静脈（矢印）。

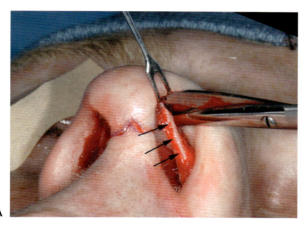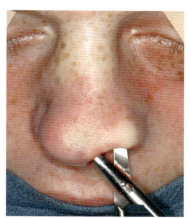

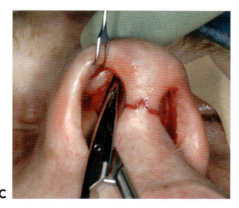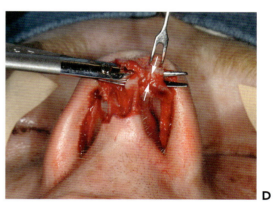

図13-12　大鼻翼軟骨の切離。A：剪刀を切開縁から大鼻翼軟骨直上（軟骨膜下面）に挿入している。大鼻翼軟骨の下端（矢印）に注目。B：鼻翼軟骨の表面の切離は反対側まで続けることもある。C：剪刀で内方へ切離し，大鼻翼軟骨の頂上部分を越える。D：剪刀は大鼻翼軟骨の表層にあり，鼻翼軟骨から鼻の皮膚を完全に遊離するために切離しなければならない最後の部位（矢印）を示す。

第 7 部　鼻骨格への手術アプローチ

　皮膚鉤で皮膚の切開縁を持ち上げ，剪刀で皮膚と大鼻翼軟骨間のつながりを切離する（図13-13A）。もし，切離が軟骨膜下で行われていない場合（図13-13B），大鼻翼軟骨の表面に残っている付着組織は鑷子でつまんで剪刀で切除する。剪刀の先端を軟骨に押し当てて，広げては切る動きで，付着組織を除く（図13-13C, D）。軟骨膜下の剪刀切離を梨状口に向けて上方側方に進め，必要なだけ視野を広げる（図13-13E）。

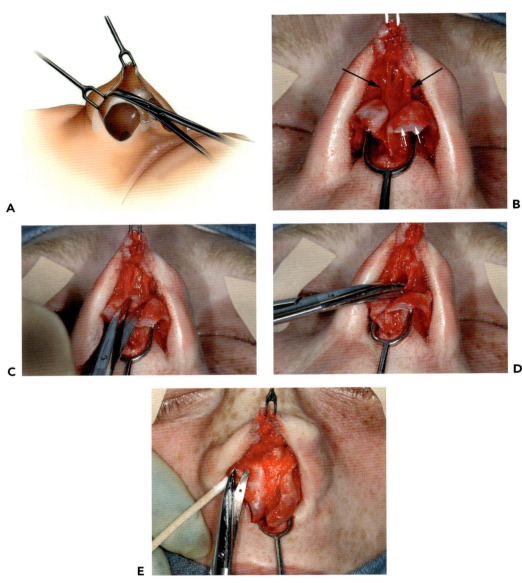

図13-13　大鼻翼軟骨の切離（続き）。A：剪刀で大鼻翼軟骨から皮膚を切離する。B：皮膚の挙上を始める。患者の右大鼻翼軟骨では軟骨膜下剥離が施行され，左側では軟骨膜上剥離（白矢印）が行われていることに注意。また鼻中隔軟骨とスクロールエリアから上層の皮膚との間には索状物（黒矢印）があることにも注意。C, D：残った索状物は剪刀で広げて（C），切断する（D）。E：軟骨膜下切離を側方に梨状口まで切離する。

皮膚と皮下組織を内/外側脚から外して前中隔角を覆う疎性結合織を切開すると，鼻背下部を覆う，同様に血管に乏しい面がみられる。鼻翼軟骨の下側を鉤で引くと，切離が容易になる。上外側鼻軟骨の軟骨膜下剝離は剪刀を開く動きで簡単に行える（図13-14）。鼻骨の下端に達したら骨膜を切開して，被覆する皮膚と軟部組織に連続するように切離する。

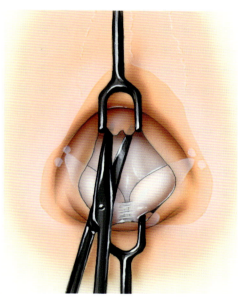

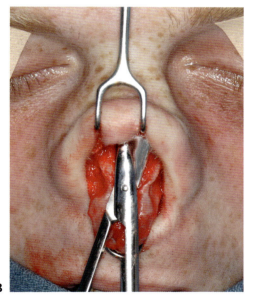
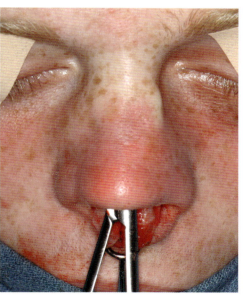

図13-14　A，B：鼻背部の切離。ダブルボール付き鉤で鼻の皮膚を引き上げ，大鼻翼軟骨の下面に挿入した二爪皮膚鉤を下方に引きながら，剪刀で鼻背部の軟骨下切離を行う。C：鼻骨の上の骨膜下の層を剪刀で切離する。

第7部　鼻骨格への手術アプローチ

骨膜剝離子で鼻骨の骨膜下剝離を行い，求める部位を露出する（図13-15）。

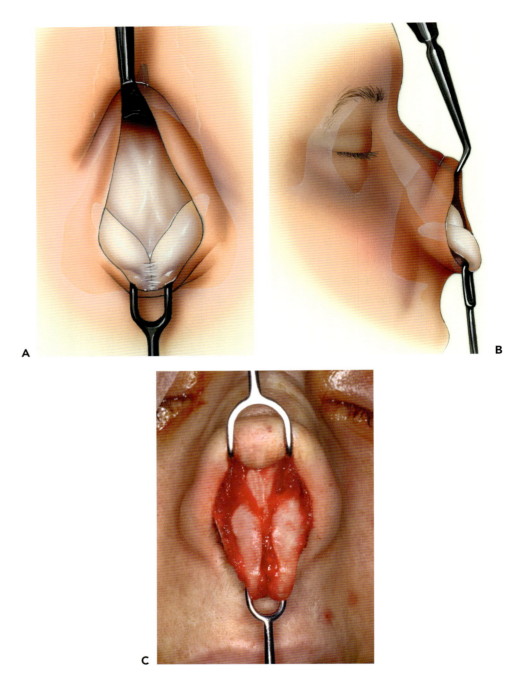

図13-15　A～C：外鼻骨格の露出。

13 鼻外アプローチ（開放アプローチ）

> **ステップ4** 鼻中隔の露出

　先尖の剪刀で大鼻翼軟骨内側脚と中間脚の間のドーム間靱帯と鼻中隔膜様部を分離/切断し，鼻中隔軟骨の下端を露出させながら鼻中隔にアプローチする（図13-16A, C）。鼻中隔軟骨の下端に沿って切開し，粘膜軟骨膜を鼻中隔から剝離する（図13-16D, E）。鼻中隔の片側の切開は，メスの刃の背やCottle剝離子のような鋭利な器具で始めるのがよい（図13-16F, G）。軟骨下層を捉えることは簡単ではないが必須である。剝離子が粘膜下層に入ってしまえば，この面での剝離は容易である。よりアクセスをよくするためには，外側鼻軟骨を鼻中隔軟骨から分離するのもよい。軟骨を容易に切開できるCottle剝離子の鋭縁で簡単に分離できる（図13-16H）。次いで，Freer剝離子で軟骨膜下/骨膜下の層で鼻中隔全体の壁を剝離できる（図13-16 I）。鼻中隔の軟骨成分と骨成分の間の感触の違いは容易にわかる。

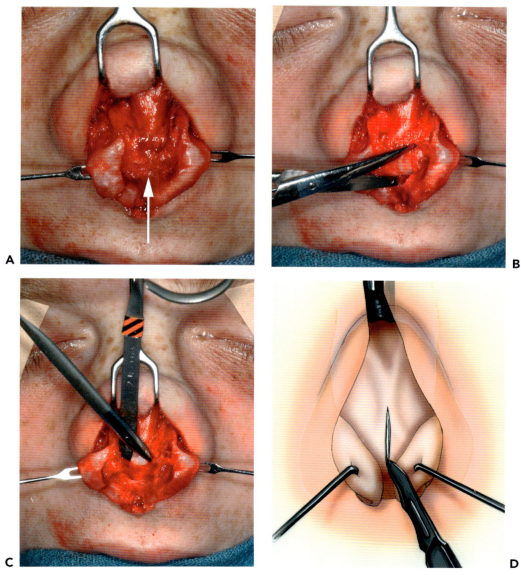

図13-16　鼻中隔の露出。**A**：大鼻翼軟骨を分離するときに二爪皮膚鉤を使う。ドーム間靱帯（矢印）に注目。**B**：剪刀でドーム間靱帯を切離し大鼻翼軟骨を分離する。**C**：鼻中隔の切開に剪刀を用いる。**D**：ドーム間靱帯を除去し，鼻中隔軟骨を切開して鼻中隔膜様部を切離してある。（続く）

第7部　鼻骨格への手術アプローチ

　鼻中隔の両側の粘膜軟骨膜を剥離して露出してから，外側鼻軟骨と鼻中隔軟骨を分離する。軟骨膜下で下方前方へ剥離すれば前鼻棘の切離も容易である。鼻中隔を完全に分離してから鼻鏡を挿入するのもよい（図13-16J）。

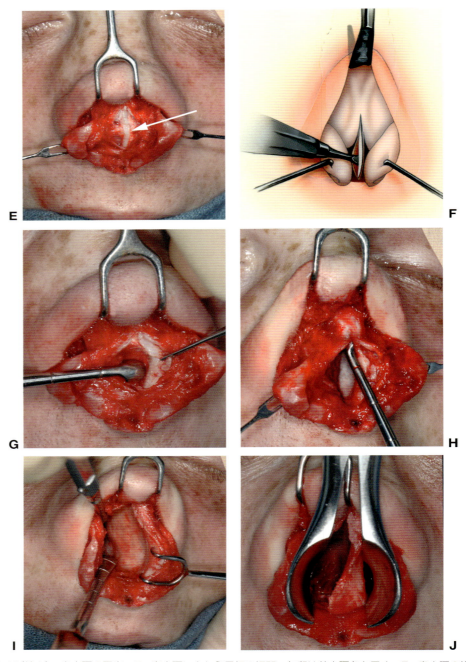

図13-16（続き）　鼻中隔の露出。**E**：鼻中隔に向かう最初の切開。矢印は前中隔角を示す。**F**：鼻中隔の片側の軟骨膜下の層を骨膜剥離子の鋭端で剥離する。**G**：鼻中隔粘膜の軟骨下剥離にCottle剥離子を使用する。皮膚鉤で剥離中の鼻中隔を安定させることに注意。**H**：軟骨膜下の層に入れたCottle剥離子で外側鼻軟骨と鼻中隔軟骨間の接合部を切る。大鼻翼軟骨を分離して鼻中隔軟骨への経路を作るのに皮膚鉤を用いる。**I**：強く偏位した鼻中隔の右側が軟骨膜下/骨膜下の層で完全に露出している。**J**：偏位した鼻中隔の両側粘膜下剥離後。この方法で鼻中隔全体がいかによく露出できるかに注目。

ステップ5 閉創とスプリント

鼻柱横断切開は6-0ナイロンかポリプロピレン縫合糸で細心の注意を払って修復する（図13-17）。軟骨辺縁切開は，5-0吸収性糸で縫合閉鎖する。側方内方を縫合してからドーム部に向かって縫合する。軟骨の歪みを引き起こさないために，軟骨を縫合に含まないように注意する必要がある。鼻の先端を歪めるような縫合はすべてやり直す。

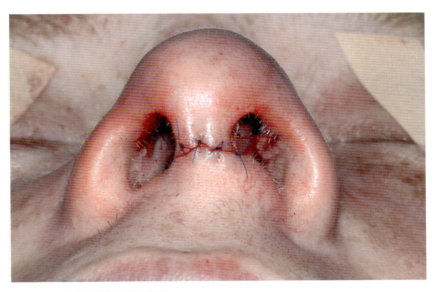

図13-17　鼻柱横断切開部の閉創。

鼻中隔粘膜を剥離した場合は，鼻腔内スプリントまたはパッキングで粘膜付着を維持し，治癒期間中の血腫形成を防ぐ（図13-18）。経中隔キルティング縫合も粘膜の再接着に有用である。

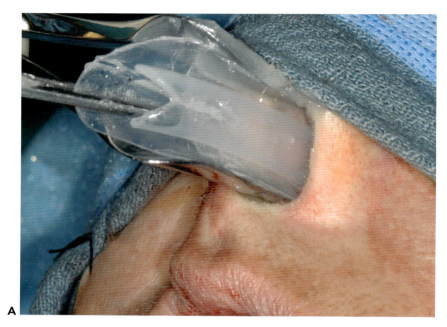

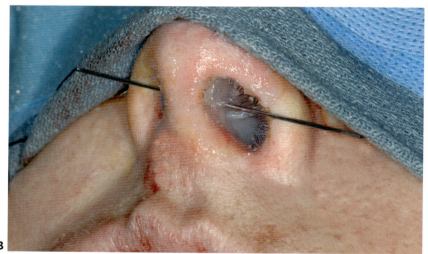

図13-18　A：抗菌薬軟膏を塗ったシリコーンスプリントを鼻孔に挿入。簡単に挿入するために鼻鏡を用いることに留意。B：シリコーンスプリントが両側に挿入されている。絹糸を直針に付けて一方のスプリント，鼻中隔膜様部，対側のスプリントを通す。次いで，縫合糸を反対向きに通して結節する。

組織を基礎骨格に再付着させるために外鼻にスプリントを用いるのもよい。鼻と隣接する領域の皮膚にベンゾインのチンキまたは他の皮膚用調製液で薄いコーティング（図13-19A）をしてから，鼻根から鼻尖まで紙絆創膏を重ねて貼り付ける（図13-19B, C）。鼻尖の形を保持するようにスリング状にテープを配置する。熱可塑性材料を外鼻骨格を覆うよう台形に切る（図13-19D）。温水中で軟化させ，指でそっと押しながら鼻に圧接して形を維持し，固まるまで待つ（図13-19E, F）。

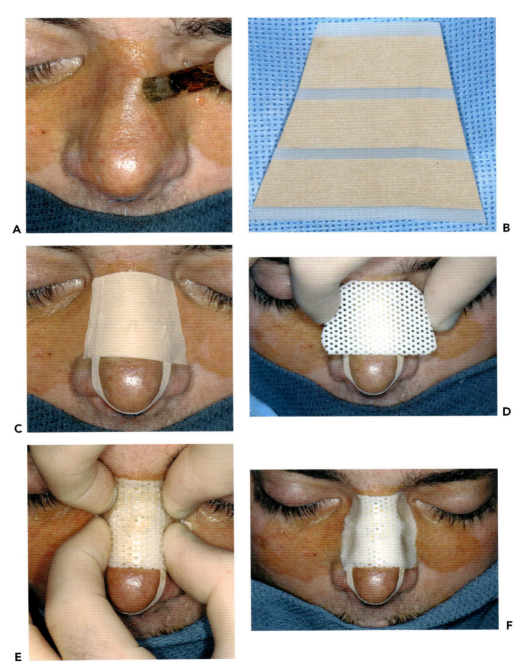

図13-19　熱可塑性スプリントを外鼻に用いる。A：ベンゾインなどの"粘着性"のある材料を皮膚に塗布して準備する。B, C：紙絆創膏を細長い台形に切って鼻背の皮膚に貼り付ける。D：熱可塑性材料を適切なサイズに切る。E：軟化した熱可塑性樹脂のスプリントを鼻に適合させる。F：スプリントを装着したところ。

14 鼻内アプローチ

　鼻骨格露出に用いる鼻内アプローチ endonasal approach と切開がいくつか報告されている。様々なアプローチの違いに影響する大きな要素は鼻翼軟骨に関するものである。本章で記述する鼻内アプローチは，大鼻翼軟骨を露出させるための"解放アプローチ delivery approach"である。

手術手技

ステップ1　血管収縮薬の注射と手術準備
　前庭内の鼻毛は15番メスか剪刀で剃毛し，鼻腔はポビドンヨード溶液で洗浄する。鼻腔内パッキングと血管収縮薬の注射の併用が術中の止血に役立つ。血管収縮薬（4％コカイン，0.05％オキシメタゾリンなど）の鼻パッキングは，鼻甲介と骨軟骨性の天蓋の下側に鼻腔底の長軸方向に向けて配置する。血管収縮薬の局所浸潤で止血を促進し，組織層での分離を助ける。皮膚の変形ができるだけ小さくなるようにしながら，皮膚と骨軟骨骨格の間に浸潤注射し，粘膜下にも行う（図13-5→226頁）。浸潤注射後，外鼻を緩やかに1〜2分間圧迫することで血管収縮薬が均一に広がるようにして外形変化を減らす。次いで，通常の外鼻手術の準備を行う。

ステップ2　大鼻翼軟骨を露出するための，軟骨解放アプローチ
　大鼻翼軟骨解放アプローチ major alar cartilage delivery approach には，部分または全鼻中隔膜様部切開 transfixion incision につなげた軟骨辺縁切開 marginal incision（大鼻翼軟骨下縁切開）と軟骨間切開 intercartilaginous incision が含まれる（図14-1）。完全に鼻内のみのこれらの切開線を通じて鼻骨格全体を露出できる。

ドーム部と大鼻翼軟骨の外側脚の露出のための軟骨辺縁切開は，鼻孔の縁ではなく大鼻翼軟骨の下縁に沿うのがよい（図14-1，14-2，図13-5～13-7→226～228頁）。切開部は，大鼻翼軟骨の下側にある鼻孔縁の一部である"soft triangle"には切開を入れない。"soft triangle"は，軟骨支持のない並行する2層の皮膚からなり，間には疎性結合織があるのみである。"soft triangle"を切ると術後に切れ込み状の変形を招くことになる。これが，"soft triangle"を通る必要がある鼻孔縁切開rim incisionを避ける理由である。

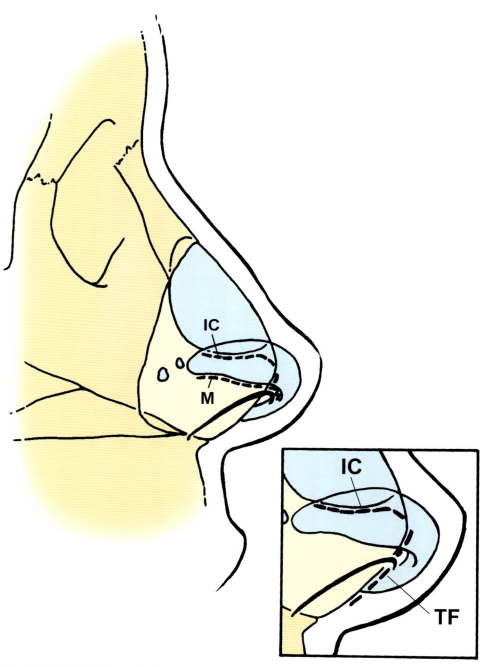

図14-1　鼻翼軟骨解放アプローチのための各種切開。IC：軟骨間切開intercartilaginous incision，M：軟骨辺縁切開marginal incision，TF：鼻中隔膜様部切開transfixion incision。鼻中隔膜様部切開が，鼻中隔軟骨の下縁にどのように沿うかに注意（挿入図）。

鼻孔縁に二爪皮膚鈎をかけて引きながら大鼻翼軟骨の外側に中指を置いて外翻する（図14-2）。鼻前庭の皮膚を通して大鼻翼軟骨の下端が識別できる。第13章で述べたように，外側脚の下端は，鼻翼縁には沿っておらず，内側は鼻翼縁に近く，鼻翼縁の後方5〜6 mmほどの位置にある。側方では外側脚の下端は鼻翼縁よりも12〜14 mmほど上方にある。外側脚の下端は側方にいくにつれて上方に延びている（図14-3）。メスハンドルの後部で大鼻翼軟骨の下端を触知できる。

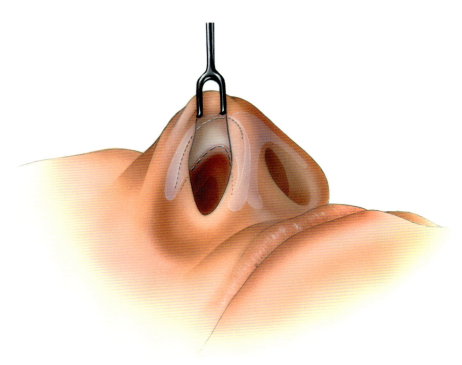

図14-2　鼻翼を引き上げると，軟骨辺縁切開，軟骨間切開，鼻中隔膜様部切開の位置が見える。

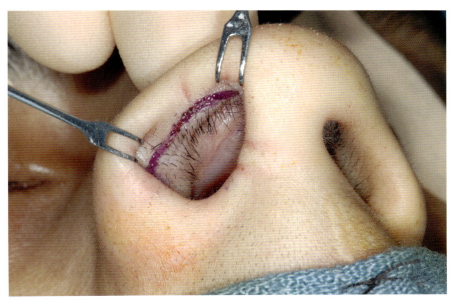

図14-3　軟骨辺縁切開の位置。

鼻前庭の皮膚から大鼻翼軟骨の輪郭に沿って軟骨の深さまで切開する（図14-4）。外側脚の下端が鼻翼縁から離れて頭側に曲がる点の外側から切開し，内方の先端を経て内側脚の下端に沿って続け，鼻柱の縁の約1 mm後方を通って鼻柱鼻尖部移行部columella-lobule junctionまで続ける。必要に応じて，切開を内側脚に沿ってさらに下方向に，また外側脚に沿って側方に延長して軟骨を解放できる。

軟骨間切開（鼻限切開limen vestibuli incision）で外側鼻軟骨と大鼻翼軟骨の結合を切離する（図14-1, 14-2）。この切開は，二者間の接合部（スクロールエリア）をつなぐ腱膜様の疎性結合組織を切断する。鼻翼を二爪皮膚鉤で引き上げ，鼻翼軟骨の下端を同定する。この皮膚鉤で鼻翼軟骨を持ち上げ，鼻粘膜だけで覆われている下端を前庭に突出させる（図14-5A）。鼻限の最外側端から内側へ向かって外側鼻軟骨の下端から約2 mm下方に沿って鼻限に平行に切開する（図14-6A, B）。鼻弁部に不必要な瘢痕を作らないように，切開を鼻限から2～3 mm下方に置くことが大切である。次いで切開を鼻弁領域の前方の鼻中隔膜様部に向けて曲げ，この部の鼻中隔膜様部切開に続ける（図14-1, 14-2, 14-6C）。切開は必ず正中まで届き，鼻尖での操作に必要な鼻背の曝露量と鼻翼軟骨の遊離量を得られる長さとする。

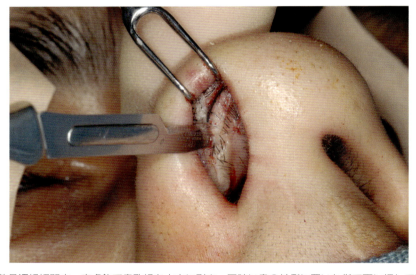

図14-4　軟骨辺縁切開中。皮膚鉤で鼻孔縁を上方に引き，同時に鼻の外側に置いた指で下に押してアクセスを容易にすることに注目。

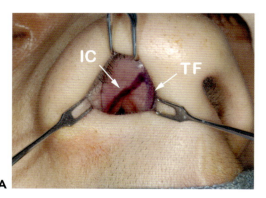 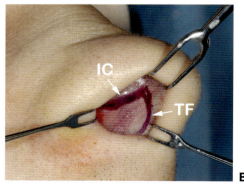

図14-5　軟骨間切開intercartilaginous incision（IC）と鼻中隔膜様部切開transfixion incision（TF）を示す。A：正面観，B：側面観。

14 鼻内アプローチ

　大鼻翼軟骨への軟骨解放アプローチのために，鼻中隔軟骨の下端部に鼻中隔膜様部切開を行い，軟骨間切開につなげる（図14-1, 14-2, 14-5）。鼻中隔膜様部切開は鼻背部と鼻柱を覆う軟組織を鼻中隔から分離する手技である。半鼻中隔膜様部切開は同じ場所で行うが，片側のみに行い，反対側の鼻中隔の粘膜軟骨膜はそのまま残す。切開は，内側脚の後端が鼻中隔軟骨とその被覆粘膜に付着するところまでとするか（部分的な鼻中隔膜様部切開），あるいはさらに後方に延ばして，鼻柱と口唇を鼻中隔軟骨と前鼻棘から分離する（全鼻中隔膜様部切開）。鼻中隔膜様部切開で鼻中隔を完全に露出し，鼻翼軟骨の解放を容易にできる。

　軟骨間切開の内側端から前鼻棘に向かって（またはその逆），鼻中隔軟骨の下端に沿って切開を進める（図14-1, 14-6）。切開の長さは，前鼻棘と鼻中隔軟骨基部の処置の要否の程度で決まる。切開は鼻中隔軟骨の下端に置き，鼻中隔膜様部は鼻柱に付いたままが望ましい。完全な鼻中隔膜様部切開が必要な場合は，両側の膜様部を下端からメスで切開する。

　軟骨解放アプローチで軟骨辺縁切開による完全な露出が必要なときには，鼻中隔から鼻翼軟骨を分離するために鼻中隔膜様部切開を前中隔角まで延長することが重要である（図14-6）。鼻中隔への付着が邪魔していると，ドーム部や内側脚はみられない。

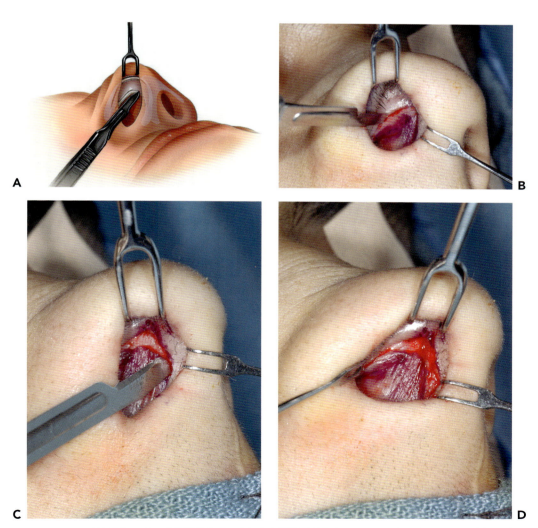

図14-6　A, B：軟骨間切開中。軟骨辺縁切開により大鼻翼軟骨が露出していることに注目。C：一側の鼻中隔膜様部切開中。D：軟骨間切開と鼻中隔膜様部切開後の所見。

軟骨辺縁切開に先尖の剪刀を挿入しては開く運動によって軟骨下剥離を行い，鼻翼軟骨上の軟部組織を剥離する（図14-7A）。側方へは，外側脚が小鼻翼軟骨部の軟組織が付着している所まで剥離する。軟骨膜下剥離で反対側のドーム部位や，上方では鼻根まで切離できる。必要なら，鼻背部上の軟骨膜下剥離でドーム部位を越えて内方で鼻背の結合織を切開して2つの大鼻翼軟骨の間にも進められる。剪刀の尖端を軟骨の間や鼻中隔膜様部切開から鼻腔内に戻し入れる（図14-7B）。

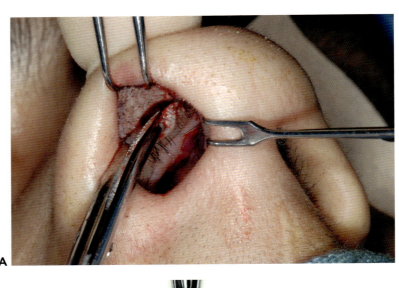

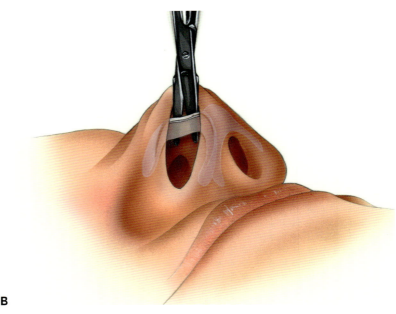

図14-7　A：剪刀を軟骨辺縁切開に挿入して軟骨膜下層を明確にする。B：剪刀による大鼻翼軟骨の剥離が完了している。

3つの切開と被覆軟組織の軟骨膜下剥離を終えると鼻翼軟骨は内/外側端で付着しているだけになる。完全に遊離していない場合は軟骨辺縁切開に剪刀を挿入し，軟骨下ポケットが周辺部から軟骨間切開や鼻中隔膜様部切開と完全につながるように切離する。軟骨間切開は十分に長くして，外側脚を露出するのに十分な可動性を得る。この切離で，内外側茎の鼻前庭皮膚に裏打ちされた鼻翼軟骨のbipedicled flapができる。皮膚鈎で引くと鼻翼軟骨は鼻孔からバケツのハンドルのように"引き出され"て，軟骨の表面が露出する（図14-8）。

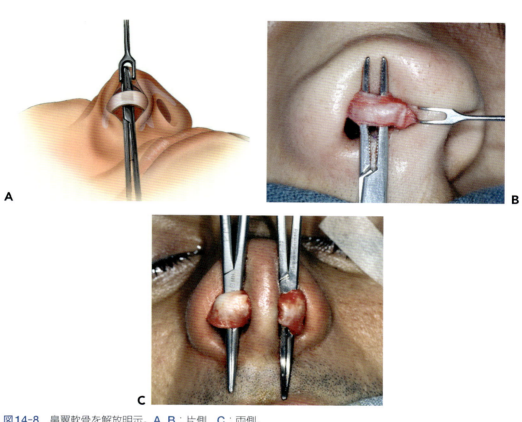

図14-8　鼻翼軟骨を解放明示。A, B：片側，C：両側。

第7部　鼻骨格への手術アプローチ

> **ステップ3** 鼻背と鼻根の露出

軟骨間切開で鼻背部と鼻根にアクセスできる。粘膜，粘膜下組織，腱膜組織，軟骨膜を切開してから，メスでの鋭的な軟骨下切離か剪刀による鈍的剥離で外側鼻軟骨から軟組織を遊離する（図14-9）。切離は軟骨膜下層で行い，表層の筋や鼻の血管に対する損傷を防ぐ。鼻骨の下縁と正中線を越えた反対側の切離も，片側の軟骨間切開から実施できる。剥離した軟組織を引くと，鼻骨の下端で骨膜をメスで鋭的に切開できる。骨の手術に必要なレベルまで鼻骨の骨膜下切離を行うのにCottle，Joseph，あるいはFreerなどの鋭い骨膜剥離子が役立つ（図14-9D）。

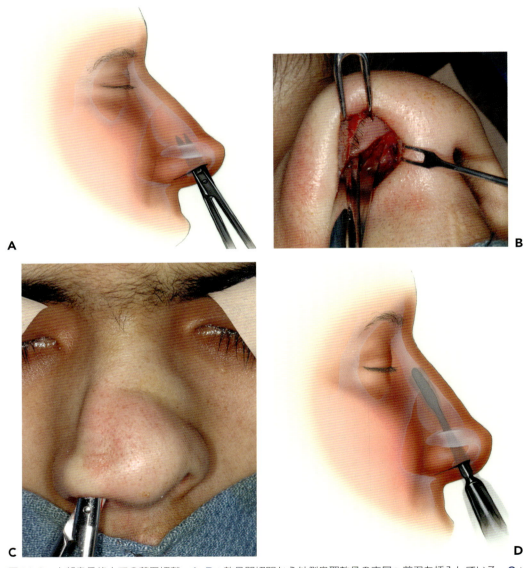

図14-9　上部鼻骨格上での剪刀切離。A, B：軟骨間切開から外側鼻翼軟骨の表層へ剪刀を挿入している。C：開閉する動きで剪刀を進め，手術処置に必要な量の外鼻軟組織を切離する。D：鼻骨の剥離には鋭い骨膜剥離子を用いる。

14 鼻内アプローチ

ステップ4 鼻中隔の露出

鼻中隔膜様部切開に骨膜剝離子を通して鼻中隔軟骨から鼻中隔粘膜を剝離する。粘膜軟骨膜は特に前方では鼻中隔に密接に付着しており，分離し始めるのが難しいことが多い（図14-10）。メスで鋭的に切離するところから始めなければならないこともある。鼻中隔軟骨が青白く見えれば，切離面は適切である。鼻中隔前方部から粘膜を遊離してから，Freer剝離子を掃くように動かして鋤骨から鼻背までの鼻中隔軟骨全体から粘膜軟骨膜剝離を進める。後方では篩骨の垂直板から粘膜骨膜剝離を行う（図14-11）。

鼻中隔軟骨の下端の，特に前方部の，鋤骨と前上顎部鼻稜で溝に嵌入している部分以外のほとんどの部位では，鼻中隔粘膜は容易に剝離できる。この部では，軟骨膜と骨膜は左右に連続してそれぞれ正中で融合しているため，切離面が不連続で剝離に際して障害となる。この場所では稜を形成したり偏位が発生することが多いので，この状況はさらに複雑になる。被覆粘膜を無理に剝離しようとすると粘膜が裂けることがある。

上下の"トンネル"を利用した両方からのアプローチでこの部分を分離し露出すると，鼻中隔に融合した中隔粘膜の片面を鋭的に剝離できるようになる。上方の"トンネル"は，鼻中隔が上顎骨/鋤骨の鼻稜と合する場所の鼻中隔軟骨と篩骨から粘膜軟骨膜と骨膜を剝離して作成する（図14-11）。

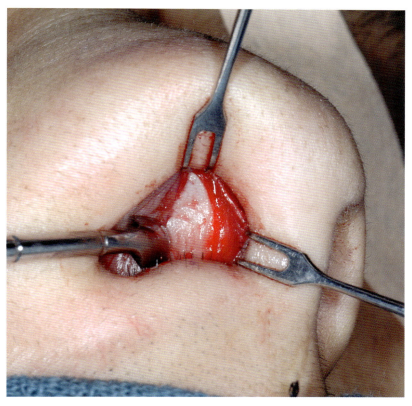

図14-10　Cottle剝離子を使用して前中隔角から鼻中隔粘膜を剝離する。

第7部　鼻骨格への手術アプローチ

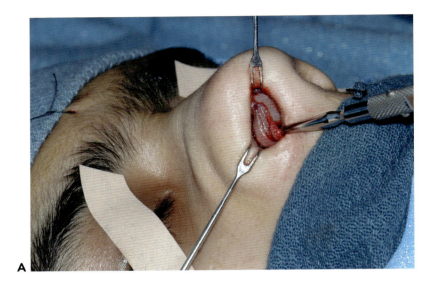

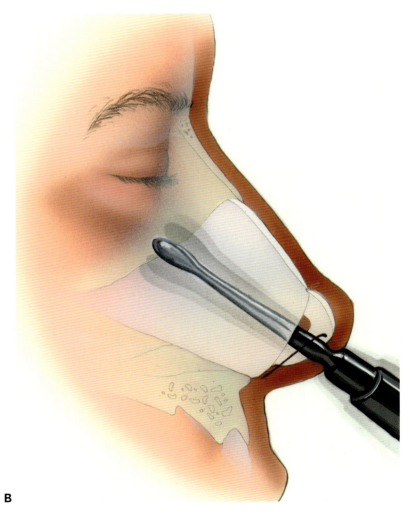

図14-11　A, B：鼻中隔の粘膜下剥離。剥離子を鼻中隔膜様部切開から挿入し（A），粘膜を軟骨中隔と鋤骨が鼻稜と接合する高さまで剥離する（B）。

次いで下方の"トンネル"を，鼻中隔膜様部切開から下方へ梨状口を越えて前鼻棘まで粘膜下で切離して作成する。鼻中隔膜様部切開を鼻腔底にまで延ばすと，切離が容易になり，粘膜が裂けるのを防ぐ。粘膜骨膜弁を鼻腔底から剥離する。鼻中隔粘膜が結合している鋤骨と上顎骨の鼻稜との接合部の高さまでとする（図14-12）。その結果，鼻中隔軟骨の下端と上顎骨鼻稜／鋤骨へ付着した粘膜下結合織によって分離された，2つの粘膜下トンネルができる（図14-13A）。このトンネルの粘膜を避けると，粘膜下付着を，鋭い剪刀やメスで切離できるようになり，粘膜軟骨膜-骨膜弁全体を鼻中隔から完全に遊離できる（図14-13B）。

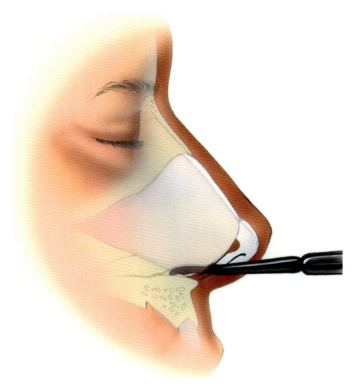

図14-12　鼻腔底の粘膜下剥離。剥離子を鼻中隔膜様部切開から挿入し，鼻腔底と鼻中隔の粘膜を鼻中隔軟骨と鋤骨が鼻稜と接合する高さまで剥離する。

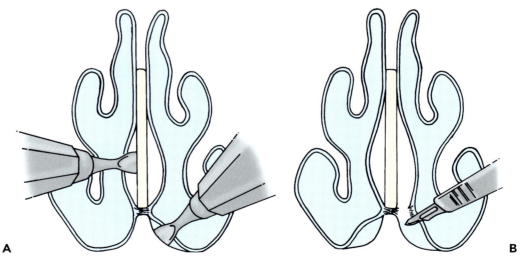

図14-13　A：鼻中隔癒着部の上下の粘膜下剥離。B：続いて癒着部を切離する。

鼻中隔の反対側から粘膜軟骨膜を剥離することもでき，必要とあれば一側鼻中隔膜様部切開か全鼻中隔膜様部切開のどちらでも鼻中隔の全体を露出できる（図14-14）。

鼻背部を含んだ手術中の損傷を防ぐために，外側鼻軟骨の下面の粘膜も軟骨間切開と鼻中隔膜様部切開の複合切開から剥離する。鼻中隔と外側鼻軟骨の接合部の粘膜を簡単に剥離するには，鼻背のすぐ下で鼻中隔に沿わせて粘膜下にFreer剥離子を挿入して上縁を外側方向に回転させるとよい。この操作で鼻腔天蓋から粘膜骨膜/粘膜軟骨膜を分離する。

ステップ5　閉創とスプリント

鼻腔内切開はすべて5-0吸収性縫合糸で閉じる。鼻中隔粘膜を剥離した場合は，鼻腔内スプリントあるいはパックが，粘膜の接着を保ち治癒過程での血腫形成を防ぐのに役立つ。あるいは，経鼻中隔を挟んだキルティング縫合が粘膜の再接着に有用である。

鼻背部と鼻尖の軟組織を剥離した場合は，基礎になる鼻骨格に再付着させるのに鼻外ドレッシングを用いるのもよい。鼻と隣接する部分の皮膚にベンゾインのチンキまたは他の皮膚用調製液で薄いコーティングをしてから，紙絆創膏を鼻根から鼻尖まで，重ねて貼り付ける。絆創膏にV字型の切り込みを入れて，鼻尖を支えるようにスリング状にする。次いで鼻外ドレッシングを行う。

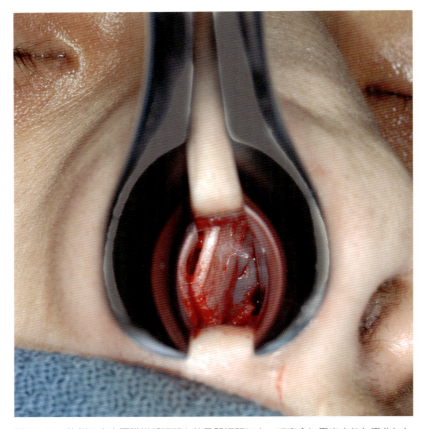

図14-14　片側の鼻中隔膜様部切開と軟骨間切開によって完全に露出された彎曲した鼻中隔。

索引

和文索引

え
エプロンフラップ　172
延長下眼瞼切開アプローチ　37
延長冠状切開　216
延長経結膜アプローチ　55
延長側頭切開　216

お
オトガイ筋　142
オトガイ孔　141
オトガイ三角　142
オトガイ神経　141
オトガイ神経血管束　141

か
カラスの足跡　67
下外眼角靱帯切断術　46
下外側鼻軟骨　116, 221
下顎縁枝, 顔面神経の
　　　　　　157, 174, 198
下顎窩　199
下顎頸　199
下顎後切開アプローチ　173
　──, 除皺術切開アプローチにおける　192
下顎口腔前庭切開アプローチ　141
下顎後静脈　158, 174
下顎枝　197
下顎神経　141
下顎切痕鉤　167, 182
下顎頭　199
下眼瞼　10, 42
　── の経皮切開　9
　── の懸垂縫合　32
下眼瞼下制筋膜群　43
下眼瞼牽引筋腱膜　42, 43
下眼瞼溝切開　17
下眼瞼枝, 眼窩下神経の　115
下眼瞼睫毛下切開　134

下結膜円蓋　14
下結膜囊切開　41
下瞼板　12
下歯槽神経　141
下斜筋　10, 43
下唇分割　170
下直筋　10, 43
開放アプローチ, 鼻骨格への　221
解放アプローチ　241
外眼角腱　14
外眼角靱帯　14, 73
外眼角靱帯切断術　45
外眼角切開　41, 45
外眼角縫線　14
外頸静脈　174
外頸動脈　141, 159, 174, 197
外耳道　197
外側脚, 大鼻翼軟骨の　221
外側靱帯　199
外側鼻軟骨　116, 221
外側翼突筋上頭　201
外鼻孔　221
顔での切開位置の決定　3
顔の審美性　3
角, 上眼瞼挙筋腱膜の　71
角前切痕　141, 162
拡張耳前切開　216
隔膜後アプローチ　41
　── と経涙丘アプローチの併用
　　　　　　　　　63
隔膜前アプローチ　41
顎下リンパ節　164
顎下三角　141
顎下部アプローチ　157
顎下部延長切開による下顎下縁へのアプローチ　169
顎関節　199
顎関節包　199
顎静脈　174
顎動脈　197
顎二腹筋後腹　141, 159, 173

髪の生え際　3, 92
冠状切開　85
　── の耳介後部への延長　110
冠状切開アプローチ　85
感覚神経　3
関節円板　199
関節円板後部組織　201
関節隆起　199
眼窩下縁への経結膜アプローチ
　　　　　　　　　41
眼窩下縁切開　134
眼窩下管　16
眼窩下孔　115
眼窩下溝　16
眼窩下神経　16, 115, 131
眼窩下神経血管束　115
眼窩外側部　131
眼窩隔膜　10, 12, 71, 72
眼窩隔膜／挙筋腱膜複合体　71
眼窩結節　15
眼窩骨膜　10, 43, 72
眼窩中隔　43
眼窩底への経結膜アプローチ　41
眼窩内側壁　91
眼窩内側への経結膜アプローチ
　　　　　　　　　56
眼角静脈　142, 159
眼球結膜　14
眼球牽引テスト　19
眼瞼形成術切開　16
眼瞼結膜　10, 14, 43, 72
眼輪筋　10, 11, 43, 56, 71, 72
顔面骨へのアプローチの基本原則
　　　　　　　　　3
顔面静脈　141, 159
顔面神経　3, 88, 173, 198
　── の下顎縁枝　157
顔面動脈　141, 159
顔面露出術　115

き
キーストーン部位　221
切れ込み付き下顎枝用直角鉤　151
臼後三角　144
胸鎖乳突筋　189
頬筋　118
頬筋枝，顔面神経の　174, 198
頬骨顔面神経　131
頬骨弓　197
頬骨枝，顔面神経の　198
頬骨前頭神経　131
頬骨前頭部への延長経結膜アプ
　　ローチ　55
頬脂肪体　87, 118, 144

け
茎突舌骨筋　141, 159, 173
茎乳突孔　173, 198
経結膜アプローチ　41
　　──，眼窩下縁への　41
　　──，眼窩底への　41
　　──，眼窩内側への　56
経結膜切開　41, 47
　　──，経涙丘アプローチ　60
経涙丘アプローチ　56
　　──と隔膜後アプローチの併用
　　　　　　　　　　　　63
頸枝，顔面神経の　198
頸動脈三角　141
頸部顔面枝，顔面神経の　198
結膜　71
結膜切開　47
犬歯窩　116
腱膜下層　85
瞼板　10, 12, 43, 71, 72
瞼板下シワ　33
瞼板下切開　17, 134
　　──の手技　33
瞼板腺　12, 72
懸垂縫合，下眼瞼の　32

こ
鼓室乳突裂　173
鼓室鱗裂　199
口蓋骨の垂直板　224
口角挙筋　116
口腔前庭切開　134
　　──，下顎の　141
　　──，上顎の　119
口唇　131

口唇静脈　142
口唇分割　171
口輪筋　116, 131
広頸筋　141, 160, 177
後顔面静脈　174
後篩骨孔　91
後篩骨動脈　91
後耳介神経　173
後頭筋　85
後涙嚢稜　15, 56, 91
咬筋　118, 141, 197
咬筋前切痕　141, 162
骨外耳道　173
骨性中隔，鼻腔の　225
骨鼻涙管　56

さ
最小皮膚緊張線　4
三叉神経第2枝　115

し
シワ　4
ジグザグ切開　111
止血のテクニック，冠状切開アプ
　　ローチ　94
四角軟骨　224
視神経管　91
歯頸部切開　134
篩骨の垂直板　224
篩骨紙様板　91
篩骨蜂巣　91
耳下腺　173, 189, 197
耳下腺管　118, 144
耳下腺筋膜　197
耳下腺神経叢　198
耳介後切開　216
耳介後静脈　174
耳介側頭神経　197
耳前切開アプローチ　197, 202
耳前切開と下顎後切開の複合アプ
　　ローチ　188
耳内切開　216
斜角筋　189
種子軟骨，鼻翼の　221
除皺術切開アプローチ　189
鋤骨　224
小鼻翼軟骨　221
睫毛下切開　16
睫毛下部切開　16
上外側鼻軟骨　116, 221

上顎へのアプローチ　115
上顎口腔前庭切開アプローチ
　　　　　　　　　　115, 119
上顎骨の前頭突起　91, 221
上顎神経　115
上眼窩眉毛アプローチ　67
上眼窩裂　91
上眼瞼　71
上眼瞼アプローチ　71
上眼瞼挙筋腱膜　71, 72
上瞼板　12
上瞼板筋　71
上歯槽神経　16
上唇　131
上唇挙筋　11, 116, 131
上唇枝，眼窩下神経の　115
上唇鼻翼挙筋　11, 116
上側頭線，頭蓋の　202
唇交連　116
深頸筋膜　189
　　──の浅層　160, 197
審美性，顔の　3
人中稜　116, 131

す
スクロールエリア　126, 221, 244
ステップ切開　17
垂直板
　　──，口蓋骨の　224
　　──，篩骨の　224
錐体鼓室裂　199
皺線　4

せ
切開に際する原則　4
切開位置の決定，顔での　3
切歯窩　117
舌下神経　141
浅側頭筋膜　87, 201
浅側頭脂肪層　202
浅側頭脂肪体　87
浅側頭静脈　174, 197
浅側頭動脈　85, 197
前顔面静脈　159
前篩骨孔　91
前篩骨動脈　91
前頭頬骨縫合線　67
前頭筋　85
前頭筋骨膜弁　99

前頭骨
　――の上顎突起　91
　――の鼻突起　221
前頭骨膜有茎弁　99
前頭枝
　――，顔面神経の　88
　――，浅側頭動脈の　197
前頭突起，上顎骨の　221
前鼻棘　225
前涙囊稜　15, 56, 91

そ
疎性結合織層　85
側頭顔面枝，顔面神経の　198
側頭筋　87, 202
側頭筋膜　87, 202
側頭枝
　――，顔面神経の　88, 198
　――，浅側頭動脈の　197
側頭頭頂筋膜　85, 87, 198, 201
側頭頭頂部の層　201
側鼻切開　133, 134

た
大耳介神経　189
大小頬骨筋　116
大鼻翼軟骨　116, 221
大鼻翼軟骨下縁切開　225, 241
大鼻翼軟骨解放アプローチ　241
第Ⅶ脳神経　3

ち
中下眼瞼切開　17, 134
中間脚，大鼻翼軟骨の　224
中顔面デグロービングアプローチ
　　　　　　　　　　　　125
中顔面骨切り　131
蝶形骨小翼　91
蝶鱗縫合　199

と
ドーム間靱帯　224
頭蓋骨膜　87, 202
頭蓋表筋　85
頭頂枝，浅側頭動脈の　197
頭皮の層　85

な
内/外眼角靱帯複合体　15
内眼角靱帯　15, 56, 73

内頸静脈　159
内側脚，大鼻翼軟骨の　221
軟骨解放アプローチ　241
軟骨間切開　126, 241
軟骨辺縁切開　225, 241

に
二層帯　201
乳様突起　173

は
鼻　221
　――の軟組織　225
鼻すじ　225
半月ヒダ　58

ひ
皮膚，眼瞼の　11
皮膚割線　4
皮膚筋肉弁挙上　17
皮膚弁挙上　17
眉毛切開　67
鼻外アプローチ，鼻骨格への　225
鼻筋　116
鼻限切開　126, 244
鼻口唇の筋　116
鼻孔拡張筋　117
鼻骨　221
鼻骨格　221
　――への鼻外アプローチ　225
鼻根部　221
鼻枝，眼窩下神経の　115
鼻唇溝　116
鼻側方軸　116
鼻中隔　224
鼻中隔下制筋　116
鼻中隔軟骨　221, 225
鼻中隔膜様部　224
鼻中隔膜様部切開　126, 241, 245
鼻柱　221
鼻柱横断切開　225
鼻突起，前頭骨の　221
鼻内アプローチ　241
鼻内切開　126
鼻翼　221
　――の種子軟骨　221
鼻翼シンチ縫合　122
鼻梁　225
鼻稜　224
鼻涙管　91

表在性筋腱膜系　85, 189, 201
表情筋　3

ふ・へ
フェイスリフト切開　189
ヘアライン　3, 92

ほ
ホッケースティック切開　202, 216
帽状腱膜　85, 201
帽状腱膜下筋膜　202

ま・よ
麻痺性顔貌　3
翼上顎裂　118

り
梨状口　221
梨状口切開　126
両側頭切開　85

る
涙丘　58
涙骨　91
涙小管　56
涙腺神経　131
涙囊　91
涙囊窩　56, 91
涙囊隔膜　11
涙囊筋膜　56

欧文索引

A
ala of nose　221
alotomy　133
angular vein　142, 159
antegonial notch　141, 162
anterior ethmoid foramen　91
anterior ethmoidal artery　91
anterior facial vein　159
anterior lacrimal crest　15, 56, 91
anterior nasal spine　225
apron flap　172
articular disk　199
articular eminence　199
auriculotemporal nerve　197

B
Bauer 鉤　152

bilaminar zone　201
bitemporal incision　85
Blair 切開変法　188
blepharoplasty incision　16
bony external auditory meatus
　　　　　　　　　　　173
bony nasolacrimal duct　56
bony septum　225
buccal branches　174, 198
buccal fat pad　87, 118, 144
buccinator　118
bulbar conjunctiva　14

C
canine fossa　116
capsulopalpebral fascia(CPF)　43
carotid triangle　141
cervical branches　198
cervicofacial branch　198
columella　221
conjunctiva　71
cornu　71
coronal flap の挙上　96
coronal incision　85
crow's foot　67

D
deep cervical fascia　189
delivery approach　241
depressor septi nasi　116
dilator naris　117

E
endaural incision　216
endonasal approach　241
epicranius　85
ethmoid　224
ethmoidal cells　91
extended coronal incision　216
extended lower eyelid approach
　　　　　　　　　　　37
extended preauricular approach
　　　　　　　　　　　216
extended temporal incision　216
extended transconjunctival
　approach　55
external acoustic meatus　197
external approach　225
external carotid artery
　　　　　141, 159, 174, 197

external jugular vein　174
eyebrow incision　67

F
face-lift incision　189
facial artery　141, 159
facial degloving　115
facial nerve　173, 198
facial vein　141, 159
foot plate　221
forced duction test　19
fossa for lacrimal sac　56, 91
frontal branch　197
frontal branches　88
frontal process of maxilla　91, 221
frontalis　85
frontozygomatic suture　67

G
galea　85, 201
galea aponeurotica, epicranial
　aponeurosis　85
gray line　14
great auricular nerve　189

H
hockey-stick incision　202, 216
horn　71
Horner 筋　56
hypoglossal nerve　141

I
incisive fossa　117
inferior alveolar nerve　141
inferior cantholysis　46
inferior conjunctival fornix　14
inferior fornix incision　41
inferior oblique　10, 43
inferior palpebral branches　115
inferior rectus　10, 43
inferior tarsus　12
infraciliary incision　16
infraorbital canal　16
infraorbital foramen　115
infraorbital groove　16
infraorbital nerve　16, 115
infraorbital neurovascular bundle
　　　　　　　　　　　115
infraorbital rim incision　134

intercartilaginous incision
　　　　　　　　　　　126, 241
interdomal ligament　224
internal jugular vein　159

J
Jaeger Lid Plate®　48, 60

L
labial commissure　116
labial vein　142
lacrimal bone　91
lacrimal canaliculus　56
lacrimal caruncle　58
lacrimal diaphragm　11
lacrimal nerve　131
lacrimal sac　91
lacrimal sac fascia　56
lamina papyracea of ethmoid　91
lateral canthal tendon　14, 73
lateral canthotomy　41, 45
lateral crus　221
lateral ligament　199
lateral nasal cartilage　116, 221
lateral nasal incision　134
lateral nasal modiolus　116
Le Fort 骨切り術　131
lesser wing of sphenoid　91
levator anguli oris　116
levator labii superioris　11, 116
levator labii superioris alaeque nasi
　　　　　　　　　　　11, 116
levator palpebrae superioris
　aponeurosis　71, 72
limen vestibuli incision　126, 244
loose areolar layer　85
lower eyelid　10
lower lateral cartilage　116, 221
lower lid retractor(LLR)　43

M
major alar cartilage　116, 221
major alar cartilage delivery
　approach　241
mandibular nerve　141
mandibular vestibular approach
　　　　　　　　　　　141
marginal incision　225, 241
marginal mandibular branch
　　　　　　　　　　　157, 174

marginal mandibular branches 198
masseter 118, 141, 197
mastoid process 173
maxillary artery 197
maxillary nerve 115
maxillary process of frontal bone 91
maxillary vein 174
maxillary vestibular approach 115
medial canthal tendon 15, 56, 73
medial crus 221
medial orbital wall 91
Meibom 腺 12, 72
membranous septum 224
mental foramen 141
mental nerve 141
mental neurovascular bundle 141
mental trigone 142
mentalis 142
mid-eyelid incision 17, 134
midfacial degloving approach 125
midfacial osteotomy 131
minor alar cartilage 221
Müller 筋 71, 72
Müller 筋/瞼板複合体 71

N
nasal bone 221
nasal branches 115
nasal bridge 225
nasal crest 224
nasal process of frontal bone 221
nasal septum 224
nasalis 116
nasolabial sulcus 116
nasolacrimal duct 91
nose 221
nostrils 221

O
occipitalis 85
optic canal 91
orbicularis oculi 10, 11, 43, 56, 71, 72
orbicularis oris 116
orbital septum 10, 12, 43, 71, 72
orbital septum/levator aponeurosis complex 71

P
palatine bone 224
palpebral conjunctiva 10, 14, 43, 72
parietal branch 197
parotid duct 118, 144
parotid fascia 197
parotid gland 173, 189, 197
parotid plexus 198
pericranium 87, 202
periorbita 10, 43, 72
perpendicular plate 224
petrotympanic fissure 199
philtral columns 116
piriform aperture 221
piriform aperture incision 126
platysma 141
posterior auricular nerve 173
posterior auricular vein 174
posterior belly of digastric 141, 159, 173
posterior ethmoid foramen 91
posterior ethmoidal artery 91
posterior facial vein 174
posterior lacrimal crest 15, 56, 91
preauricular approach 188, 202
premasseteric notch 141, 162
preseptal approach 41
pterygomaxillary fissure 118

R
ramus of mandible 197
retroauricular incision 216
retrodiscal pad 201
retromandibular approach 173
retromandibular vein 158, 174
retromolar triangle 144
retroseptal approach 41
rhytidectomy incision 189
Risdon 切開 157
root of nose 221

S
scalene 189
SCALP 85
scroll area 221
semilunar fold 58
septal nasal cartilage 221, 224
sesamoid cartilage 221
skin crease incision 17

soft triangle 227, 242
sphenosquamous suture 199
Stahr のリンパ節 164
sternocleidomastoid 189
stylohyoid 141, 159, 173
stylomastoid foramen 173, 198
subaponeurotic plane 85
subciliary incision 16, 134
subgaleal fascia 202
submandibular approach 157
submandibular triangle 141
subtarsal fold 33
subtarsal incision 17, 134
superficial layer of the deep cervical fascia 197
superficial musculoaponeurotic system(SMAS) 85, 189, 201
superficial temporal artery 85, 197
superficial temporal fascia 87, 201
superficial temporal fat pad 87, 202
superficial temporal vein 174, 197
superior alveolar nerves 16
superior head of lateral pterygoid 201
superior labial branches 115
superior orbital fissure 91
superior tarsal muscle 71
superior tarsus 12
superior temporal line 202
supraorbital eyebrow approach 67

T
tarsal glands 12, 72
tarsus 10, 43, 71, 72
temporal branch, superficial temporal artery 197
temporal branches 198
temporal branches of facial nerve 88
temporalis 87, 202
temporalis fascia 87, 202
temporofacial branch 198
temporomandibular joint(TMJ) 197, 199
temporomandibular joint(TMJ) capsule 199

temporoparietal fascia 85, 198, 201
transcaruncular approach 56
transcolumellar incision 225
transconjunctival approach 41
transfixion incision 126, 241
tympanomastoid fissure 173
tympanosquamous fissure 199

U
upper eyelid 71

upper eyelid approach 71
upper lateral caritlage 116, 221

V
vomer 224
V-Y 形成縫合 124

W
Weber-Fergusson 切開 131
——, 手術手技 133
Whitnall 結節 15

Z
zigzag incision 111
zygomatic arch 197
zygomatic branches 198
zygomatico-facial nerve 131
zygomatico-frontal nerve 131
zygomaticus major/minor 116